Dr A. BAURRIER

# De la valeur séméiologique de l'Hypertrophie du cœur dans le Rétrécissement mitral



LYON.— IMP. A. REY

DE LA VALEUR SÉMÉIOLOGIQUE

DE

# L'HYPERTROPHIE DU CŒUR

DANS

# LE RÉTRÉCISSEMENT MITRAL

# DE LA VALEUR SÉMÉIOLOGIQUE

DE

# L'HYPERTROPHIE DU CŒUR

DANS

# LE RÉTRÉCISSEMENT MITRAL



PAR

Le Dr Auguste BAURRIER

LYON

A. REY & Cie, IMPRIMEURS-EDITEURS DE L'UNIVERSITÉ

4, RUE GENTIL, 4

1902

**A la Mémoire**

DE MA GRANDMÈRE ET DE MA SŒUR

A MON PÈRE ET A MA MÈRE

*Je dédie ce modeste travail comme témoignage de ma profonde affection et de ma sincère reconnaissance.*

A MA SŒUR

A MES PARENTS

A MES AMIS

**A mon Président de Thèse**

MONSIEUR LE PROFESSEUR TEISSIER

**Professeur de Pathologie interne à la Faculté,**
**Médecin honoraire de l'Hôtel-Dieu,**
**Chevalier de la Légion d'honneur.**

A MES MAITRES CIVILS ET MILITAIRES

# INTRODUCTION

« En règle générale, dans le rétrécissement mitral on constate une diminution de volume du ventricule gauche; quelquefois au contraire il est augmenté de volume et la plupart du temps, il est impossible de donner de ces différences une explication plausible. »

Ainsi s'exprimait le professeur Potain, dans une clinique sur un cas de rétrécissement mitral. Le malade, porteur de cette affection valvulaire, présentait une hypertrophie du cœur notable, diagnostiquée à l'examen clinique et confirmée sur la table d'autopsie. A quelle cause rattacher cette hypertrophie ? Une semblable question a souvent préoccupé les pathologistes qui, par suite, ont été conduits à émettre des avis divers au sujet de l'état du ventricule gauche dans la sténose mitrale. L'accord n'est d'ailleurs pas encore unanime, et, si on parcourt ce qu'ont écrit les auteurs, on constate que toutes les opinions possibles ont eu leurs défenseurs.

Nous avons étudié toutes ces théories explicatives de l'hypertrophie du cœur dans le rétrécissement mitral. Nous avons conclu que les causes invoquées n'interviennent pas toutes avec la même fréquence ou du moins n'ont pas toutes la même valeur. L'une d'elles mérite d'attirer tout particulièrement l'attention. Nous essaierons dans cet exposé d'en montrer l'importance, car elle doit être, à notre avis, le plus souvent incriminée.

Durant près de trois ans, nous avons suivi avec grande attention le précieux enseignement clinique de M. le professeur Teissier. Nous avons remarqué quelle valeur ce maître accorde à la constatation de l'hypertrophie du cœur dans le rétrécissement mitral. Et souvent au lit du malade nous lui avons entendu dire : « Chaque fois que dans un rétrécissement mitral on constate une hypertrophie du cœur, il faut songer à la coexistence possible d'une insuffisance aortique — alors même qu'au premier abord les signes de la maladie de Corrigan semblent faire défaut. »

Cette cause paraît avoir passé jusqu'ici presque inaperçue et cependant sa fréquence est grande. C'est que la double lésion orificielle « rétrécissement mitral et insuffisance aortique » est d'un diagnostic minutieux : elle demande à être cherchée. Elle offre, en effet, à l'auscultation des signes difficiles à différencier et à interpréter. Souvent le rythme mitral de Duroziez se trouve au complet, l'insuffisance aortique parle à peine. Parfois, la lésion aortique est manifeste, la lésion mitrale demeure presque silencieuse.

D'ailleurs, l'auscultation attentive des bruits de souffle est quelquefois impuissante à diagnostiquer les affections valvulaires. Pour affirmer leur existence, on doit souvent s'en rapporter aux modifications de la circulation ainsi qu'aux variations de volume du cœur.

La connaissance de l'état de cet organe permet de mieux localiser les bruits de souffle perçus et facilite leur interprétation. Nous avons pu maintes fois nous rendre compte de la valeur de cette notion clinique.

Dans un cas de rétrécissement mitral, deux de nos maîtres distingués de l'Hôtel-Dieu émirent une opinion différente. En dehors d'un rythme mitral bien inconstant, il n'existait à l'auscultation qu'un très léger souffle diastolique perçu à la base et vers le bord gauche du sternum. M. le professeur Teissier, se basant sur l'évolution d'une hypertrophie cardiaque, put affirmer l'existence d'une double lésion orificielle, « rétrécissement mitral et insuffisance aortique ». L'autopsie confirma le diagnostic.

Dans un autre cas, où existait un rythme mitral typique, on constatait l'existence d'un souffle diastolique, dont le maximum se percevait au niveau des troisième et quatrième espaces intercostaux gauches. Le diagnostic différentiel entre les caractères de ce souffle et le bruit diastolique de la pointe paraissait difficile. L'examen de l'état du cœur permit encore à M. le professeur Teissier de rapporter ce souffle parasternal à une lésion aortique et de supposer l'existence d'un rétrécissement mitral et d'une insuffisance aortique associés.

Ces deux exemples prouvent non seulement combien le diagnostic est difficile, mais encore quelle valeur on est en droit d'accorder à la présence de l'hypertrophie du cœur dans le rétrécissement mitral. Nous nous efforcerons de la mettre en évidence et diviserons de la façon suivante notre modeste étude.

Dans un premier chapitre, nous définirons l'état du cœur dans la sténose mitrale. Après avoir passé en revue les différentes théories explicatives de l'hypertrophie du ventricule gauche concomitante, nous déterminerons quelles sont les raisons qui doivent éveiller l'attention en faveur de la coexistence possible d'une insuffisance aortique et présenterons un rapide aperçu anatomo-pathologique de la double lésion orificielle. Puis nous exposerons la symptomatologie de ce type clinique; nous mettrons en relief les signes de l'hypertrophie du cœur et les données fournies par l'examen des vaisseaux. Nous montrerons enfin les difficultés d'un diagnostic basé sur l'auscultation et ferons appel en terminant à toutes les erreurs possibles contre lesquelles les cliniciens doivent savoir se mettre en garde.

Mais avant d'entreprendre l'exposé de notre travail, nous désirons remercier M. le professeur Teissier de l'accueil plein de bienveillance et de sollicitude que nous avons toujours trouvé auprès de lui. Puissions-nous, guidé par son expérience clinique et ses précieux conseils, avoir traité à souhait l'étude qu'il avait bien voulu nous confier et que nous désirerions digne de ce maître.

Le nouveau témoignage d'intérêt qu'il nous accorde aujourd'hui en acceptant la présidence de notre thèse nous honore; nous l'en remercions bien sincèrement.

A. B.

# DE LA VALEUR SÉMÉIOLOGIQUE

DE

# L'HYPERTROPHIE DU CŒUR

DANS

# LE RÉTRÉCISSEMENT MITRAL

---

## CHAPITRE PREMIER

### DE L'ÉTAT DU CŒUR DANS LE RÉTRÉCISSEMENT MITRAL PUR

Le rétrécissement mitral pur détermine dans l'état du cœur des modifications qui résultent des changements de pression survenus dans la circulation intracardiaque. Non seulement leur connaissance est nécessaire pour comprendre les symptômes physiques et fonctionnels qui caractérisent la sténose mitrale, mais leur définition exacte s'impose, à notre avis, pour permettre en clinique d'accorder à l'hypertrophie du cœur coexistant parfois avec cette lésion valvulaire, toute sa valeur séméiologique. Nous allons donc préciser l'action physiologique du rétrécissement mitral afin que l'on ne puisse avoir dorénavant aucun doute sur l'état du cœur dans cette affection cardiaque.

**Action de « l'hydraulique » sur la musculature cardiaque**

D'après les descriptions des auteurs classiques admises par le professeur Sahli dans son *traité de séméiologie médicale*, le rétrécissement mitral crée un obstacle à la circulation sanguine lors de la diastole cardiaque. Celle-ci correspond du côté de l'oreillette à deux états successifs.

Durant la première partie de la diastole ventriculaire, l'oreillette gauche est relâchée, et, sans son intervention, le sang s'écoule dans le ventricule correspondant grâce à sa propre pression. La sténose mitrale détermine à cette phase un obstacle à l'évacuation de l'oreillette. La pression s'élève dans cette cavité et la paroi auriculaire inactive se dilate sous l'effort.

Durant la seconde partie de la diastole ventriculaire, l'oreillette gauche se contracte. Elle doit alors lancer dans le ventricule une masse de sang qui se trouve accrue par suite de la stase provoquée à la période précédente. Il faut en outre qu'elle surmonte le même obstacle. Cette action exige de sa part une énergie considérable, ce qui entraîne l'hypertrophie de ses parois.

Ainsi s'expliquent la dilatation et l'hypertrophie de l'oreillette gauche en amont de la sténose mitrale. Cette modification partielle de la musculature cardiaque ne saurait compenser toutefois suffisamment l'affection valvulaire. Car l'oreillette n'a pas une énergie musculaire assez puissante pour triompher de l'obstacle d'une façon définitive.

Dès lors le sang, qui arrive du poumon par les veines pulmonaires, afflue dans une cavité se trouvant presque à l'état de réplétion. La circulation intra-pulmonaire rencontre ainsi en aval une résistance qui s'accentue lors de la systole auriculaire. L'effet de cette résistance retentit sur le ventricule droit qui s'hypertrophie consécutivement pour lutter contre ce qui fait obstacle à son évacuation. Cette cavité constitue le second agent de compensation du rétrécissement mitral. Sa puissance de contraction engendrerait, d'après le professeur Sahli, un courant diastolique à travers l'orifice sténosé, du fait de son action sur la circulation intra-pulmonaire et secondairement sur la masse sanguine immobilisée dans l'oreillette gauche.

En résumé, le rétrécissement mitral crée en amont de l'obstacle la dilatation et l'hypertrophie de l'oreillette gauche d'abord, l'hypertrophie du ventricule droit ensuite. Ces modifications ne sont pas assez considérables pour faire varier sensiblement le volume du cœur. Il faut le concours du ventricule gauche pour déterminer une hypertrophie notable de l'organe.

Voyons maintenant comment se comporte le ventricule gauche. Dans une sténose mitrale bien compensée, l'abaissement de la pression à l'intérieur de cette cavité est minime. Celle-ci reçoit la même quantité de sang ou à peu près qu'à l'état normal : sa capacité ne se modifie donc pas. La musculature de ses parois demeure de même intacte, puisqu'elle ne fait pas effort. Quelquefois cependant, comme dans une observation de M. Rendu, la cavité ventriculaire offre une rétraction marquée ; le ventricule gauche à l'état d'atrophie concentrique présente des parois épaissies. Il s'agit dans ce cas d'un rétrécissement mitral accentué avec un orifice très rétréci, permettant le passage à la filière d'une très petite colonne sanguine. Pareille lésion détermine alors une rétraction progressive de la cavité et une sorte de tassement des faix musculaires de la paroi du ventricule. Mais souvent le ventricule gauche se comporte différemment. Tantôt sa cavité se dilate et ses parois s'hypertrophient; tantôt l'hypertrophie seule de sa musculature s'associe à l'intégrité de sa capacité ventriculaire . Ces faits anormaux relèvent certainement d'une cause autre que le rétrécissement mitral, dont nous venons de définir l'action physiologique. Avant d'aborder son étude, nous allons passer en revue les nombreuses opinions qui ont essayé d'apporter quelque explication à cette hypertrophie cardiaque.

---

## CHAPITRE II

### THÉORIES EXPLICATIVES DE L'HYPERTROPHIE DU VENTRICULE GAUCHE DANS LE RÉTRÉCISSEMENT MITRAL

Avant d'exposer les motifs qui nous permettent de rapporter à une insuffisance aortique coexistante l'hypertrophie du ventricule gauche constatée dans le rétrécissement mitral, nous avons pensé qu'il serait intéressant de présenter toutes les opinions émises à ce sujet par les différents auteurs. Tout d'abord, certaines d'entre elles nous ont paru assez satisfaisantes au point de vue de l'explication qu'elles donnent du phénomène pathologique qui nous intéresse. Mais les ayant approfondies avec attention, nous avons pu nous rendre compte de leur valeur toute relative. Les réflexions, que cette étude a suscitées dans notre esprit, nous ont convaincu de l'importance, que l'on est en droit d'accorder à la cause provocatrice que nous invoquons aujourd'hui et dont nous exposerons la raison d'être : nous avons nommé « l'insuffisance aortique ».

Pour rendre l'exposé de ces théories plus intéressant, nous avons pensé qu'il était préférable de ne pas suivre un ordre chronologique. Nous avons donc préféré réunir ces diverses opinions en plusieurs groupes.

d'après l'importance qu'elles accordent à un même phénomène, soi-disant causal, de cette hypertrophie du cœur. Cette revue, ainsi présentée, gagnera en clarté et en précision, et facilitera, par suite, la critique des causes invoquées.

M. Jaccoud, d'abord, donne l'explication suivante : Si les contractions du ventricule droit ne suffisent pas à produire une déplétion complète, la tension s'élève dans les veines caves et les capillaires périphériques. Le ventricule gauche se contracte alors avec une énergie proportionnelle à l'accroissement de pression à la périphérie et il s'hypertrophie.

Friedreich, reprenant l'hypothèse de M. Jaccoud, admet que ce cycle doit se produire dans les sténoses mitrales avancées. Il faut tenir compte aussi, d'après lui, des effets d'une hydropisie étendue et de longue durée, consistant dans une compression des petits vaisseaux et des capillaires de la grande circulation, ce qui accroît encore les résistances opposées au libre jeu du ventricule gauche. Cette augmentation des résistances dans les capillaires de la grande circulation agirait sur le cœur gauche, d'après le même mécanisme que les résistances dans les capillaires de la petite circulation agissent sur le cœur droit.

Forget, bien auparavant, avait aussi émis une hypothèse identique et publié quelques faits en sa faveur. Maurice Raynaud, dans le *Dictionnaire Jaccoud*, reproduit cette théorie. Mais il ajoute : « La vérité est qu'un pur et simple rétrécissement mitral, sans aucune autre lésion ni du cœur, ni des vaisseaux, est chose rare. Un rétrécissement aortique concomitant, des plaques athéromateuses, des ossifications de l'aorte et des artères périphériques suffisent à expliquer l'hypertrophie en question. »

La conception de Peter se rapproche, à un certain point de vue, de l'opinion de M. Jaccoud. Cette sorte de *paradoxe anatomique*, ainsi appelle-t il la coexistence de l'hypertrophie du cœur avec le rétrécissement mitral, s'explique pour cet auteur par la pathogénie de la lésion et la dynamique de la circulation entravée. Car, dans l'immense majorité des cas, la sténose mitrale serait une conséquence de l'évolution du processus pathologique, qui a primitivement déterminé l'insuffisance du même orifice. Le ventricule gauche se trouve donc dans le même état qu'au cas d'insuffisance, c'est-à-dire dilaté et hypertrophié. La dynamique de la circulation joue, en outre, son rôle dans les mêmes conditions que d'après la théorie de Friedreich.

Potain et Duroziez admettent aussi que le rétrécissement mitral endocarditique est précédé d'une phase d'insuffisance. L'hypertrophie du ventricule gauche, que cette dernière déterminerait, subsiste après la constitution du rétrécissement. A la longue, cependant, les modifications imprimées par cette lésion valvulaire à l'état du cœur, feront place à celles qu'avait provoquées l'insuffisance. L'hypertrophie ventriculaire gauche associée à la sténose mitrale pure prouve, dès lors, qu'elle n'est pas ancienne. M. le professeur Weill, qui partage cette opinion, déclare que, dans le rétrécissement mitral infantile, il est intéressant de constater la fréquence de l'hypertrophie du ventricule gauche : il l'aurait notée 5 fois sur 10 cas de sténose mitrale pure chez des enfants dont l'aîné avait douze ans et le plus jeune six.

En 1898, Ostreich, en Allemagne, affirme que le rétrécissement mitral n'entraîne nullement une atrophie du ventricule gauche. Durant la phase de compensation, la réplétion de cette cavité est suffisante. Cet auteur ajoute même : « Plus l'orifice est étroit, plus le flux sanguin qui fait irruption est puissant. » Si, parfois, on constate une hypertrophie du ventricule gauche, il faut admettre l'existence d'une insuffisance mitrale. Mais Ostreich se croit obligé d'expliquer cette hypertrophie survenue pendant l'évolution de cette dernière affection.

Aussi admet-il qu'elle résulte de l'influence de la rétraction qui rapproche de la fente valvulaire les cordages tendineux, les muscles papillaires et la paroi ventriculaire. Ce processus de rétraction fait obstacle à la contraction de ces muscles : il s'ensuit un excès de travail pour eux-mêmes et pour la musculature de la paroi ; ce qui entraîne consécutivement l'hypertrophie du ventricule.

En 1887, Gabbi, en Italie, après avoir présenté une revue critique de toutes les théories professées avant lui, affirme que la cause déterminante de l'hypertrophie du ventricule gauche ne réside pas dans quelqu'une de ces complications accidentelles siégeant sur le péricarde, l'orifice aortique ou le long de l'arbre artériel, mais dans la néphrite interstitielle par congestion chronique du rein. Du reste Sieurac, en France, deux ans auparavant dans sa thèse inaugurale, avait attiré l'attention sur la néphrite secondaire aux affections cardiaques. De même, conclut-il, que parmi les désordres engendrés par une lésion valvulaire, le cœur primitivement frappé crée des troubles viscéraux, de même la congestion des reins peut et doit retentir à son tour sur l'organe dont elle dépend.

Examinons maintenant une nouvelle théorie, défendue pour la première fois en Allemagne par Lenharzt, en 1890, et qui obtint quelques adhésions, à l'étranger seulement. A la suite d'une longue étude sur de nombreux cas de rétrécissement mitral, Lenharzt s'efforce de combattre l'opinion admise, en particulier, par le professeur Birsch-Hirschfeld, à savoir que dans cette affection valvulaire le ventricule gauche est le siège d'une atrophie concentrique. Il reconnaît que la sténose mitrale coïncide parfois avec des lésions aortiques, péricardiques ou rénales. Mais, dans nombre de cas, le ventricule gauche se trouve hypertrophié sans que l'on puisse découvrir une cause évidente, capable d'expliquer cette modification. L'auteur en conclut que la compensation ne s'effectue pas seulement, grâce à l'intervention de l'oreillette gauche et du ventricule droit. Le ventricule gauche doit y prendre part ; il intervient par sa puissance aspiratrice diastolique, qui se trouve accrue du fait de la dilatation de sa cavité et de l'hypertrophie de ses parois.

Baumbach ensuite présente de nouveaux faits à l'appui de la théorie de Lenharzt. Puis Giuffré en Italie, séduit par cette nouvelle conception physiologique, rapporte au Congrès de médecine interne, tenu à Rome en 1892, une observation clinique personnelle, paraissant confirmer l'hypothèse en question. D'après lui il faut surtout tenir compte du caractère actif de la diastole cardiaque, consistant en un effort qui modifie l'élasticité des anneaux fibreux des orifices auriculo-ventriculaires et des fibres cardiaques.

M. Specker, de Nancy, trouve trop exclusives les opinions de Friedreich et de Maurice Raynaud. La théorie allemande fait aussi appel à trop d'imagination et se trouve en opposition formelle avec le fonctionnement physiologique du cœur. C'est surtout au système nerveux qu'il faut rapporter la pathogénie de l'hypertrophie qui fait l'objet de tant d'avis différents. L'endocarde, doué d'une sensibilité spéciale, manifeste son irritation, occasionnée par une lésion valvulaire constituant, pour cette séreuse, une sorte d'épine, en créant l'hypersystolie et, par suite, l'hypertrophie du muscle cardiaque. M. le professeur Bernheim estime de même que tout ce qui produit un obstacle, une résistance dans la grande et la petite circulation, fait appel à la suractivité du cœur et tend à l'hypertrophie.

M. le professeur Grasset semble admettre également une influence nerveuse. Il présente deux observations de cardiopathie mitrale accompagnée d'hypertrophie du cœur. Dans la première, il tient compte d'un traumatisme ayant consisté en une chute de 3 mètres, dans la seconde du surmenage auquel fut astreint un jeune mousse. Les théories hydrauliques sont incapables de donner la raison de cette hypertrophie : l'influence du traumatisme et la croissance en sont les seules causes provocatrices.

Arrivons maintenant aux conclusions présentées par Briquet dans sa thèse inaugurale sur l'état du cœur gauche dans les affections mitrales. Il accorde avec raison une valeur réelle aux lésions qui peuvent s'associer à la sténose. L'hypertrophie et la dilatation du ventricule gauche impliquent la coexistence soit de lésions aortiques, soit d'une symphyse péricardique, soit enfin de l'artériosclérose.

Ce grand processus pathologique « l'artériosclérose » crée chez le vieillard un rétrécissement mitral, d'un type tout particulier, différent de celui de l'enfant et de celui de l'adulte. M. Huchard, le premier, a attiré l'attention sur cette nouvelle modalité qu'il présenta au Congrès de médecine tenu à Lyon en 1894. La même année, son élève Blind en traça une étude clinique complète dans sa thèse inaugurale, sur le rétrécissement mitral artério-scléreux.

Nous terminerons cette revue complète des théories proposées par les différents auteurs en mentionnant l'opinion soutenue en Italie par le professeur Baccelli et ses élèves. L'hypertrophie du ventricule gauche doit être considérée comme une conséquence de l'hypertrophie du ventricule droit, parce que ces deux cavités ont un système de fibres musculaires communes. Rummo invoque en outre une diminution de calibre des artères périphériques en raison de la plus petite quantité de sang lancée dans le système artériel et par le fait de la résistance périphérique consécutive. Ferranini enfin ajouterait à ces deux causes la myocardite qu'il aurait du reste constatée dans un cas seulement.

L'exposé précédent prouve suffisamment combien sont nombreuses les diverses opinions explicatives de l'hypertrophie du ventricule gauche dans le rétrécissement mitral. L'ordre que nous avons suivi dans leur énumération nous facilite l'appréciation de leur valeur respective. Les causes invoquées sont en effet au nombre de six principales :

1° L'augmentation de résistance à la périphérie ;

2° L'insuffisance mitrale coexistante ou préexistante ;

3° L'action aspiratrice diastolique du ventricule gauche ;

4° Les lésions rénales ;

5° L'artério-sclérose ;

6° L'excitation nerveuse du myocarde.

Nous allons considérer ces causes l'une après l'autre, indiquant le mécanisme suivant lequel chacune d'elles détermine l'hypertrophie du cœur et la phase de l'évolution de l'affection cardiaque au moment de laquelle cette hypertrophie se manifeste.

L'augmentation de résistance à la périphérie résulte soit de l'exagération de la tension veineuse, soit de la diminution du calibre des artères périphériques. Le premier phénomène apparaît lorsque le ventricule droit faiblit devant la résistance que lui oppose l'élévation de la pression intrapulmonaire et intraauriculaire. Dès lors, les cavités droites se dilatent : un souffle systolique d'insuffisance tricuspidienne, des battements hépatiques, des battements épigastriques, le pouls veineux enfin traduisent cette distension du cœur droit. La stase sanguine détermine ensuite des phénomènes de congestion du côté des viscères : le foie est volumineux et douloureux, une albuminurie passagère ou persistante révèle la congestion chronique du rein, l'œdème envahit les membres inférieurs et parfois l'abdomen. Ce tableau clinique n'est-il pas celui des manifestations classiques de la phase d'asystolie? Si donc celles-ci interviennent sur l'état du cœur pour créer l'hypertrophie de cet organe, ce n'est guère qu'à une période tardive de l'évolution de l'affection cardiaque. L'augmentation de résistance à la périphérie invoquée par MM. Jaccoud, Friedreich et Peter ne rend donc pas compte de l'hypertrophie du cœur précoce dans le rétrécissement mitral.

La diminution de calibre des artères périphériques ne suffit pas à l'expliquer davantage. Lors de la phase de compensation, la colonne sanguine n'est pas sensiblement diminuée, puisque la cavité ventriculaire conserve à peu près son intégrité. Le système artériel se conforme d'ailleurs à la quantité de sang qui le parcourt. Si le rétrécissement mitral s'accentue notablement, ce n'est plus la diminution de calibre des artères périphériques qui entre en jeu dans la modification de l'état du ventricule gauche, mais l'augmentation de la tension veineuse et les phénomènes de congestion consécutifs, ainsi que nous venons de le dire précédemment.

L'insuffisance mitrale en réalité détermine de l'hypertrophie du ventricule gauche. Car celui-ci fait effort pour lancer le sang qu'il renferme hors de sa cavité, ce qui entraîne des modifications de ses parois. Si donc l'hypertrophie cardiaque coïncide avec les signes d'une sténose mitrale et la présence d'un souffle systolique constant à la pointe avec propagation axillaire, son explication est suffisamment plausible.

L'aspiration diastolique du ventricule gauche a déjà soulevé plusieurs objections. A la suite des recherches de Lenharzt et de Baumbach, Dunbar, en Allemagne, fit de nouvelles études sur plusieurs cas de sténose mitrale.

De ses travaux il conclut que cette affection n'entraîne pas les modifications signalées par les auteurs précédents. L'insuffisance mitrale s'accompagne seule d'hypertrophie du ventricule gauche. M. Specker refuse également de souscrire à la théorie allemande. « Celle-ci supposant un ventricule intelligent luttant contre l'obstacle valvulaire en agissant à la façon d'une ventouse est, dit-il, ingénieuse, mais n'est qu'une simple vue de l'esprit. » L'opinion de Lenharzt paraît être en contradiction avec la physiologie qui enseigne que la diastole cardiaque est un prénomène passif : « le ventricule ne se dilate pas, il se laisse dilater ; la mise en activité des fibres cardiaques produit non pas la dilatation, mais la contraction du cœur ». Enfin, tout récemment, M. Gerhardt a recherché en vain quelque signe démontrant la réalité d'une aspiration ventriculaire plus complète pendant la diastole.

Les lésions rénales, dues à la congestion chronique, ainsi que l'admettent Sieurac et Gabbi, sont, en effet, une cause de l'hypertrophie cardiaque. Mais dans ce cas encore, il s'agit d'une complication tardive de l'affection mitrale, ce qui n'explique nullement une hypertrophie du ventricule gauche en pleine phase de compensation.

L'artério-sclérose, invoquée par M. Huchard, agit d'une façon à peu près identique, car la « néphro-sclérose » est toujours accusée dans le rétrécissement mitral artério-scléreux décrit par cet auteur.

L'influence de l'excitation nerveuse du myocarde n'est pas, à notre avis, suffisante pour expliquer une hypertrophie, qui, si elle lui était consécutive, devrait alors se rencontrer dans tous les cas de rétrécissement mitral pur, ce qui est loin d'être la règle. Le traumatisme n'a pas également une action directe sur cette hypertrophie ; dans certains cas seulement, il peut avoir quelque influence, en créant alors des lésions valvulaires nouvelles, localisées aux sigmoïdes de l'aorte par exemple, comme le démontre l'observation XIII. Nous verrons plus loin comment on peut expliquer son intervention.

En résumé, toutes les théories précédentes sont incapables d'expliquer l'hypertrophie du cœur dans le rétrécissement mitral bien compensé. Une seule cause doit être la plupart du temps incriminée, à savoir l'insuffisance aortique, souvent méconnue malgré ses signes révélateurs, mais parfois, il est vrai, complètement silencieuse.

---

# CHAPITRE III

## RÉTRÉCISSEMENT MITRAL
## et
## INSUFFISANCE AORTIQUE
## CAUSES DE CETTE ASSOCIATION

Puisque nous avons démontré précédemment que l'hypertrophie du cœur dans le rétrécissement mitral a reçu jusqu'ici des explications ne satisfaisant pas pleinement l'esprit clinique, il est logique d'exposer quelles sont les raisons qui nous déterminent à rapporter à l'existence d'une insuffisance aortique cette modification du cœur en apparence paradoxale. Ces raisons sont de deux ordres, une disposition anatomique bien définie aujourd'hui et un même facteur étiologique dont le processus pathologique évolue en cette région. Les auteurs classiques ayant entrevu l'existence de la double lésion « rétrécissement mitral et insuffisance aortique », nous commencerons par un rapide historique de la question.

### Historique. — Fréquence.

L'association du rétrécissement mitral et de l'insuffisance aortique n'est pas rare. Pour affirmer sa fréquence, nous croyons devoir faire appel aux quelques statistiques qui ont été publiées et à l'autorité des auteurs qui ont signalé l'existence de cette double lésion.

Forget, dans son *Traité des maladies du cœur*, conclut du contrôle de ses observations que les altérations simultanées des orifices aortique et mitral sont au moins aussi fréquentes que les altérations isolées de l'un et de l'autre. Quelque temps après l'apparition de cet ouvrage, Chambers, en 1853, publie une statistique portant sur 355 cas d'affections cardiaques : la double lésion orificielle s'y trouve relevée 121 fois.

Lasègue attirait l'attention dans ses savantes leçons de clinique médicale sur ce point de la pathologie cardiaque qu'il estimait l'un des plus intéressants, à savoir la coïncidence fréquente des lésions mitrales et aortiques. Toutelot, son élève, qui mentionne ce détail, publie la première étude sur ce sujet et insiste sur les variétés de localisation du processus pathologique au niveau de cette région anatomique qui reçut plus tard le nom de « mitro-aortique ».

Duroziez ensuite admet que cette coïncidence d'affections valvulaires s'observe maintes fois. Pour cet auteur, c'est la combinaison du rétrécissement mitral et de l'insuffisance aortique qui est la plus fréquente. Cette affirmation résulte de l'examen de 38 observations parmi lesquelles 5 avaient obtenu confirmation à l'autopsie.

Smith, fouillant les cahiers d'autopsie du London-Hospital, découvre aussi 39 cas de lésions aortique et mitrale combinées.

Briquet, en 1890, ainsi que nous l'avons indiqué précédemmenl, déclare à juste titre que l'insuffisance aortique crée souvent l'hypertrophie du ventricule gauche dans la sténose mitrale.

Plus tard, en 1898, sous l'inspiration de M. le professeur Lépine, Cohen-Solal reprend l'étude de cette double lésion. Sur 111 observations recueillies dans le service de son maître, il relève 53 cas de lésions complexes et parmi celles-ci 10 cas de rétrécissement mitral et insuffisance aortique combinés. La double lésion constituerait d'après lui le cinquième des cas d'affections complexes et le onzième des cas des maladies du cœur en général.

Cette fréquence est encore soutenue à Lyon par M. le professeur Weill, qui affirme dans son *Traité des maladies du cœur chez les enfants*, que chez ceux-ci les lésions aortiques n'existent jamais à l'état isolé et s'accompagnent toujours de lésions mitrales.

M. le professeur Teissier enseigne également que l'hypertrophie du cœur n'est pas rare dans le rétrécissement mitral et s'explique par la coïncidence de l'insuffisance aortique. Il base son affirmation sur l'étiologie et la pathogénie de cette double lésion orificielle. La connaissance du processus pathologique évoluant ainsi au niveau des deux orifices valvulaires autorise à admettre l'opinion que nous présentons. Celle-ci trouve encore une autre raison dans l'anatomie de la région mitro-aortique où s'éffectue cette localisation.

## Étiologie. — Pathogénie.

L'étiologie offre, à notre avis, un grand intérêt, car elle fournit des données importantes pour le diagnostic du syndrome mitro-aortique. Deux causes principales peuvent occasionner des lésions simultanées des deux orifices aortique et mitral : « le rhumatisme et l'athérome ». Dans les déterminations pathologiques auxquelles donnent lieu ces deux facteurs, il y a des différences capitales qu'il est bon de signaler. Nous mettrons donc en parallèle le syndrome mitro-aortique rhumatismal de l'adulte et le type athéromateux du vieillard.

Le rhumatisme crée chez l'adulte l'endocardite aiguë, capable d'évoluer ensuite vers la chronicité. Il intervient, d'après Cohen-Solat, dans les 9/10 des cas de rétrécissement mitral et d'insuffisance aortique combinés.

Duroziez, d'ailleurs, avait jadis entrevu les relations du rhumatisme avec la double lésion artificielle. Celle-ci apparaît quelquefois vers l'âge de quinze ans, mais le plus souvent de 25 à 50 ans. Le sexe paraît avoir une certaine influence.

La femme est plus souvent atteinte que l'homme par cette maladie infectieuse. Aussi, le rétrécissement mitral et l'insuffisance aortique se rencontrent-ils plus aisément chez cette dernière. L'insuffisance mitrale et l'insuffisance aortique associées constituent une modalité peu fréquente du syndrome mitro-aortique de l'adulte. Quant à la combinaison du rétrécissement aortique et d'une lésion mitrale, il est à peine besoin de la signaler, étant donné son extrême rareté.

La seconde cause déterminante du syndrome mitro-aortique est l'athérome, l'apanage de la vieillesse. L'artério-sclérose est plus fréquente chez l'homme que chez la femme, car celui-ci se trouve plus exposé aux causes capables de produire la dégénérescence athéromateuse des valvules du cœur, intoxications, diathèses, surmenage. Ce nouveau type du syndrome mitro-aortique débute vers quarante ans, quelquefois plus tôt. Il se caractérise par la rareté du rétrécissement mitral et de l'insuffisance aortique associés. Ainsi que notre ami, M. Rit, vient de le prouver dans sa thèse inaugurale, cette double lésion est l'exception, l'insuffisance mitrale et l'insuffisance aortique coexistantes sont presque la règle.

De ces quelques données étiologiques, on peut donc conclure : 1° Que le rhumatisme crée fréquemment la double lésion orificielle, rétrécissement mitral et insuffisance aortique, plus souvent chez la femme que chez l'homme, et 2° que l'athérome détermine rarement cette modalité clinique, mais cette fois plus souvent chez l'homme que chez la femme.

Un traumatisme sur la région précordiale peut surajouter une lésion aortique à une lésion mitrale préexistante. C'est l'histoire pathologique de la malade de l'observation XIII, qui fut renversée par un bicycliste et qui, à la suite de cet accident, vit ses symptômes cardiaques s'accroître notablement. Leyden, du reste, a bien montré l'influence du traumatisme sur les lésions aortiques. Dans le cas précédent, il est logique d'admettre que les valvules sigmoïdes de l'aorte possédaient une susceptibilité particulière due à l'endocardite, qui évoluait au voisinage et peut-être même avait déjà retenti sur elles. Le traumatisme, en présence de cette moindre résistance des valvules aortiques, était à même d'y créer des lésions, les signes cliniques révélèrent son influence et l'évolution ultérieure de l'insuffisance aortique.

La fréquence relative du rétrécissement mitral et de l'insuffisance aortique associés s'explique, avons-nous dit, par l'anatomie de la région : les rapports qui unissent la grande valve mitrale aux valvules sigmoïdes de l'aorte.

MM. Potain et Rendu sont les premiers qui aient entrevu la valeur de ces rapports au point de vue de la pathologie cardiaque. Montrant que la grande valve mitrale est unie par la moitié droite de son bord adhérent à la valvule sigmoïde correspondante, ils insistent sur la continuité absolue de tissu, l'endocarde tapissant les deux lames valvulaires sans la moindre interposition.

MM. Weber et Deguy ont ensuite établi l'individualité de la zone mitro-aortique à un triple point de vue : anatomique, histologique et pathologique.

L'aorte se continue avec la grande valve mitrale. Celle-ci est une valvule cardio-aortique ; la petite valve, au contraire, est une valvule cardio-cardiaque. La grande est une zone de transition entre le cœur et l'aorte, et participe à la fois de l'un et de l'autre. Toute sa face auriculaire fait partie du cœur ; toute sa face artérielle fait partie de l'aorte.

L'histologie confirme également l'interprétation anatomique de MM. Weber et Deguy. La tunique myo-élastique, qui est le caractère essentiel d'une formation artérielle, s'arrête il est vrai au niveau du nid de pigeon sigmoïdien. Mais, d'après les travaux de ces auteurs, l'endortère et l'adventice se prolongent dans la grande valve de la mitrale et s'épaississent même à ce niveau, au point qu'il n'est pas possible d'établir une démarcation nette. L'endothélium de la face artérielle de la région mitro-aortique présenterait enfin une constitution semblable à l'endartère. Cette structure varierait seulement sur la face artérielle de la grande valve elle-même au niveau de l'insertion des cordages tendineux.

La pathologie cardiaque prouve l'importance de cette zone mitro-aortique au point de vue de la localisation du processus pathologique. Notre modeste étude en atteste d'ailleurs la fréquence.

L'anatomie de la région facilite la conception de la genèse de la double lésion orificielle. Tantôt les deux orifices sont atteints simultanément, le processus pouvant évoluer avec une intensité différente au niveau de chacun d'eux, tantôt les deux affections valvulaires apparaissent successivement. L'inflammation, localisée au niveau de l'orifice mitral, atteint dans une marche ascendante la zone mitro-aortique, puis les valvules sigmoïdes en connexions intimes avec elles. Parfois le mécanisme inverse se produit : la lésion aortique débute la lésion mitrale lui succède.

Avant d'entreprendre l'étude des symptômes permettant de diagnostiquer l'existence d'une double lésion orificielle, voyons quel est le degré de l'hypertrophie cardiaque auquel elle donne lieu.

Il est facile tout d'abord de concevoir les conséquences d'une insuffisance aortique sur un cœur présentant simultanément une sténose mitrale. Comme dit avec juste raison Friedreich : « Cette double affection offre deux altérations valvulaires qui produisent sur le cœur des effets opposés : la sténose mitrale tendant à donner naissance à une atrophie concentrique du ventricule gauche, l'insuffisance aortique au contraire, à une hypertrophie excentrique du même ventricule. Ces deux effets se neutralisent en quelque sorte mutuellement, il ne se développe ni une atrophie marquée, ni une hypertrophie notable du ventricule gauche, ainsi que cela a lieu quand les deux lésions valvulaires existent isolément. Selon que l'une ou l'autre de ces lésions prédominera, le ventricule gauche sera rapetissé ou agrandi. Si la sténose mitrale est portée à un degré avancé, l'hypertrophie excentrique du ventricule gauche ne pourra pas, malgré l'existence de l'insuffisance aortique, atteindre des proportions considérables, et cela parce que le ventricule gauche ne recevra de l'oreillette correspondante qu'une petite quantité de sang ; si au contraire la sténose mitrale n'est que peu marquée, les effets d'une insuffisance aortique prédominante se traduisent alors par une hypertrophie excentrique considérable du ventricule gauche. »

Cohen Solal, du contrôle de ses observations, a trouvé que le cœur avait un poids supérieur à 400 grammes. La moyenne du poids se rapprochait le plus souvent de 500 grammes pour la dépasser parfois.

Nous avons relevé les chiffres suivants : Obs. II, 560 grammes ; obs. III, 600 grammes ; obs. V, 620 grammes ; obs. VI, 550 grammes ; obs. XI, 500 grammes ; obs. XII, 480 grammes ; obs, XIV, 400 grammes, sans les oreillettes ; obs. XVI, 310 grammes, sans les oreillettes. Le poids moyen semble donc varier de 500 à 600 grammes.

Dans son ensemble le cœur est gros, volumineux, parfois globuleux ; il est toujours dilaté et hypertrophié. Le ventricule gauche est principalement le siège de cette dilatation et de cette hypertrophie. Quelquefois il constitue à lui seul la pointe du cœur. L'épaisseur de ses parois varie de 1 centimètre à 2 centimètres. L'oreillette gauche est toujours dilatée et hypertrophiée.

Le ventricule droit présente un aspect variable. Il peut être volumineux, à parois hypertrophiées, atteignant 1 centimètre d'épaisseur. Parfois il demeure normal ou même devient petit. L'oreillette droite est en général dilatée.

Nous regrettons de ne pas insister davantage sur ces quelques considérations anatomiques, car nous n'avons pu présenter, comme nous l'aurions désiré, de nombreuses observations avec relevé d'autopsie. Voici cependant quelques rapports qui confirment ce que nous venons de dire.

## OBSERVATION I

(Communiquée par M. le professeur Teissier.)

Diagnostic clinique. — *Rétrécissement mitral et insuffisance.—Asystolie, apoplexie pulmonaire, albuminurie.*

Diagnostic anatomique. — *Insuffisance et rétrécissement de l'orifice mitral. Insuffisance aortique légère. Foie cardiaque. Infarctus pulmonaires emboliques et œdème hématique.*

B..., salle Sainte-Jeanne, lit n° 9. Mort le 30 octobre 1900.

L'observation clinique n'a pu être retrouvée.

*Autopsie.* — Cœur volumineux. Auricules violacés et distendus, surtout l'auricule gauche. L'augmentation de volume est générale, mais porte surtout sur le ventricule gauche. Les cavités du cœur contiennent beaucoup de caillots, et les auricules sont remplis de caillots anciens. La paroi du ventricule gauche est très épaissie, et sa cavité réduite.

L'orifice mitral offre des lésions anciennes. Vu par en haut, il offre un plancher légèrement excavé, se terminant par un anneau dur, ovalaire, limitant un orifice rétréci, dans lequel on ne peut introduire plus d'un doigt.

Les cavités droites sont dilatées. Pas de communication interauriculaire.

L'aorte est volumineuse. A l'épreuve de l'eau, son orifice présente un pertuis à travers lequel celle-ci peut s'écouler lentement. Les valvules sigmoïdes sont souples, [mais offrent à leur partie convexe une tache d'ailleur peu étendue au niveau de laquelle la coloration est un peu modifiée et la consistance accrue. Pas d'endocardite.

Les reins ne présentent pas d'altérations macroscopiques.

Foie cardiaque, congestionné et augmenté de volume. Pas de liquide dans le péritoine.

## OBSERVATION II

(Communiquée par M. le professeur Teissier.)

Diagnostic. — *Double lésion aortique.*

Élisabeth X..., cinquante ans, morte le 11 janvier 1886.

L'observation clinique n'a pu être retrouvée.

*Autopsie.* — Aux poumons : adhérences pleurales, petits nodules noirâtres et crétacés aux deux sommets.

Cœur, 560 grammes, *cor bovinum.* Circonférence de l'anneau aortique, 6 centimètres. Hauteur du ventricule gauche, 10 centimètres. Épaisseur des parois, 2 centimètres. Végétations cartilagineuses sur l'aorte. Insuffisance aortique. Orifice mitral rétréci ; végétation crétacée à chaque commissure.

## OBSERVATION III

(Communiquée par M. le professeur Teissier.)

Diagnostic. — *Asystolie.* — *Hémiplégie gauche ancienne. Rétrécissements aortique et mitral.*

J... Joséphine, trente-neuf ans, morte le 13 janvier 1886.

L'observation clinique n'a pu être retrouvée.

*Autopsie.* — Cœur, 600 grammes. Hypertrophie considérable. Épaisseur de la paroi du ventricule gauche, 2 centimètres. Hauteur du ventricule gauche, 8 cm. 3.

Aorte insuffisante ; végétations crétacées des sigmoïdes. Circonférence de l'anneau aortique, 7 cm. 2.

Rétrécissement de l'orifice mitral. Aspect du museau de tanche ; une grosse végétation crétacée très dure sur la valve en rapport avec l'aorte. Dilatation des oreillettes.

*Cerveau.* — Kyste colloïde énorme. Masse semi-fluide sur toute la partie moyenne de l'hémisphère droit. Grande dépression avec vestige d'une sorte de poche au niveau de la scissure de Sylvius, atteignant les parties antérieures. Poids de l'hémisphère gauche, 260 grammes ; poids de l'hémisphère droit, 435 grammes. Foyer de ramollissement sous le corps calleux.

Foie muscade ; reins, 90 grammes. Pyramides congestionnées, substance corticale pâle.

## OBSERVATION IV

(Communiquée par M. le professeur Teissier.)

Diagnostic. — *Néphrite paludéenne. — Rétrécissement mitral. — Insuffisance aortique.*

S. ., trente et un ans, mort le 12 juin 1897.

L'observation clinique n'a pu être retrouvée.

*Autopsie.* — A l'ouverture du thorax, adhérences généralisées des poumons à la plèvre. Épanchement aux deux bases. Liquide citrin, 500 grammes environ de chaque côté. A l'ouverture de l'abdomen, péritoine pariétal très épaissi. Ascite peu abondante.

*Cœur.* — Volumineux, pâle, légèrement décoloré. Poids, 620 grammes. A la coupe, le parenchyme est pâle, infiltré de graisse. Oreillettes et auricules très développés, surtout à droite; surface extérieure tapissée d'un enduit calleux, lardacé, de couleur blanchâtre.

*Cœur droit.* — Orifice tricuspide un peu rétréci, admettant à peine deux doigts. Valvules sigmoïdes pulmonaires indemnes. Le bord libre de la valvule interne forme un gros bourrelet.

*Cœur gauche.* — L'orifice mitral vu de l'oreillette est nettement rétréci, n'admet pas deux doigts. Aspect d'une boutonnière, avec une zone très dure, bosselée, de consistance cartilagineuse tout autour. Sur le pilier antérieur de la valve droite de la mitrale, on trouve une grosse végétation en nappe, hérissée de petits prolongements libres dans le ventricule : cette végétation siège à la limite de la zone aortique. Autres végétations dans l'infundibulum sous-aortique. Chacune des valvules sigmoïdes est le siège de lésions analogues. Sur l'une d'elles se trouve une masse végétante, volumineuse, siégeant sur son bord libre en dehors du nodule Les deux autres valvules sont aussi atteintes, mais les végétations ici plus petites occupent la face ventriculaire de ces valvules.

## OBSERVATION V

(Communiquée par M. le professeur Teissier.)

Diagnostic clinique. — *Rhumatisme ancien.* — *Impaludisme ancien (endocardite paludéenne ?).* — *Insuffisance mitrale (rétrécissement ?).* — *Aortite.*

D..., Claude, vingt-sept ans, garçon de la bibliothèque de la Faculté.

L'observation clinique n'a pu être retrouvée.

*Autopsie.* — Cœur volumineux, hypertrophié ; cette hypertrophie porte sur le ventricule gauche. — Grande vulve mitrale fortement épaissie, 5 millimètres en son milieu ; sur la face auriculaire, végétations anciennes ayant subi la transformation crétacée, et dont quelques-unes contiennent une bouillie blanc-jaunâtre. Pas de végétations récentes. Valvule mitrale à la fois rétrécie et insuffisante. Pas de lésions sur la valvule tricuspide.

Du côté des valvules en nid de pigeon de l'aorte, il existe sur la surface de frottement des lésions récentes, rosées, molles, de la grosseur de petites têtes d'épingle.

Pas de lésions athéromateuses de l'aorte ; le périmètre du vaisseau atteint 7 cm. 5 au niveau des valvules sigmoïdes.

Foie muscade, 2150 grammes, organe un peu induré à la coupe. Pas de lésions des reins. Rate normale.

# CHAPITRE IV

## SYMPTOMATOLOGIE DE L'HYPERTROPHIE DU CŒUR

Nous avons affirmé précédemment que l'hypertrophie du cœur avait une valeur considérable dans le diagnostic de la double lésion orificielle. En effet, avons-nous dit, cette modification de la musculature cardiaque confirme non seulement l'hypothèse de la coexistence de l'insuffisance aortique avec le rétrécissement mitral, que des signes d'auscultation permettent d'entrevoir, mais encore elle affirme la présence de la lésion aortique, alors même qu'au premier abord, les signes de la maladie de Corrigan semblent faire défaut.

C'est en raison de cette importance que nous entreprendrons l'étude clinique du rétrécissement mitral et de l'insuffisance aortique associés, en commençant par l'exposé des divers symptômes, capables de révéler l'état du cœur, dans cette double lésion. Un autre motif nous a, en outre, déterminé à suivre ce plan dans l'exposé de la seconde partie de notre modeste travail ; nous avons voulu nous conformer aux règles imposées par l'examen clinique d'un malade, porteur d'une affection cardiaque.

### 1° Inspection.

L'inspection de la région précordiale offre une voussure plus ou moins accusée, ainsi qu'un ébranlement notable de la paroi thoracique. A l'état normal, les deux côtés de la face antérieure du thorax sont à peu près égaux et symétriques. Dans la double lésion, l'hypertrophie cardiaque détermine, suivant son degré, une saillie ovalaire, allongée dans le sens vertical et apparente entre les troisième et sixième espaces intercostaux gauches. Le sternum offre aussi parfois une convexité antérieure, plus ou moins accentuée. Cette voussure précordiale, à laquelle on n'attache pas beaucoup d'importance, se trouve signalée dans quelques-unes de nos observations (XIII, XVIII, XXIV). Comme elle survient chez les enfants et les sujets jeunes, à cause de la flexibilité des côtes, qui se laissent facilement refouler, ce signe d'hypertrophie du cœur peut apporter quelque contribution au diagnostic de la double lésion, à cette période de la vie. Les malades des observations (XIII, XVIII) nous ont affirmé, du reste, que cette voussure avait attiré leur attention et qu'ils l'avaient vue s'accentuer en même temps que leurs symptômes cardiaques s'exagéraient.

La région précordiale présente, en outre, des ondulations et des pulsations anormales dues à un ébranlement de la paroi thoracique par le cœur sous-jacent à l'état d'éréthisme (obs. XVIII, XXIV). Au niveau de lapointe, l'impulsion cardiaque est énergique et soulève fortement la mince paroi qui comble l'espace intercostal correspondant. Au creux épigastrique, il existe des battements puissants (obs. VI, IX, XIV, XVII, XXIV). Enfin, au niveau des deuxième et troisième espaces intercostaux gauches, une légère ondulation traduit le choc de l'auricule, produit par son relèvement, lors de la systole puissante de l'oreillette gauche hypertrophiée (XXII).

L'inspection montre enfin que le choc de la pointe du cœur n'apparaît plus dans le quatrième ou le cinquième espace intercostal, mais dans le sixième espace, par suite de l'hypertrophie du ventricule gauche. La pointe du cœur est, en outre, légèrement déviée en dehors de la ligne mamelonnaire. La palpation permet d'ailleurs, de déterminer plus exactement cette situation.

### 2° Palpation.

La palpation fournit des renseignements plus intéressants que la méthode précédente, en ce qui concerne l'état du cœur. Faite avec méthode, suivant les conseils de M. le professeur Bard, elle permet de distinguer le frémissement cataire, dû au rétrécissement mitral et renseigne surtout sur l'impulsion plus ou moins énergique du cœur.

Il importe, tout d'abord, de localiser exactement le siège de la pointe. Par suite de l'hypertrophie du ventricule droit, celle-ci se trouve déviée transversalement vers la région axillaire, en dehors de la ligne mamelonnaire. Cette déviation traduit, par son accentuation, les degrés de cette hypertrophie. Nos observations font toutes mention de cette déviation, parfois légère, il est vrai. Mais cette pointe s'abaisse aussi dans la double lésion, par suite de l'hypertrophie du ventricule gauche, obéissant ainsi aux causes qui déterminent le même abaissement dans la maladie de Corrigan isolée. Chez les sujets jeunes, la pointe continue à battre dans le cinquième espace intercostal gauche, mais à mesure que l'évolution de la double lésion s'effectue, la pointe du cœur s'abaisse dans le sixième espace, rarement dans le septième. L'hypertrophie du cœur est, en effet, moins accentuée, puisque la lésion mitrale atténue, en quelque sorte, les effets de la colonne sanguine rétrograde, issue de l'aorte.

A la pointe, on perçoit un frémissement vibratoire. Faible parfois, il vibre légèrement comme une corde à violon et disparaît vite. Dans d'autres cas, ce frémissement est fort, prolongé, répondant à la description que Laënnec en a donné, et méritant, à juste titre, la dénomination de frémissement cataire. La plupart de nos observations signalent sa présence, qui constitue par le moment de son apparition et même en l'absence du roulement diastolique et du souffle présystolique, un élément suffisant à lui seul, pour affirmer le diagnostic de la sténose mitrale.

Ce frémissement se perçoit tantôt au moment de la présystole seulement, tantôt durant la diastole cardiaque toute entière. Dans le premier cas, il coexiste avec l'impulsion présystolique de la pointe et précède alors l'expansion diastolique de l'artère radiale. Dans le second cas, il est beaucoup plus manifeste, car on le.

perçoit pendant un temps plus long. De toute façon, les caractères de cette sensation tactile dépendent, non seulement du degré de sténose de l'orifice auriculo-ventriculaire, mais encore de l'état de l'oreillette gauche modifiée en vue de compenser la lésion mitrale.

Dès lors, ce frémissement se percevra au moment de la diastole et de la présystole, si l'oreillette gauche présente toutefois une tonicité musculaire, suffisamment puissante. Mais, si cette dernière se trouve à l'état de relâchement, le frémissement se fait sentir seulement à la présystole et peut même disparaître complètement. Le mécanisme de ce symptôme est absolument identique à la détermination des bruits qui caractérisent les différents types du rythme mitral, ainsi que nous le verrons au chapitre suivant.

Peut-être est-il possible d'expliquer la grande fréquence de ce symptôme, dans la double lésion? On pourrait admettre que la dilatation relative du ventricule gauche consécutive à l'insuffisance aortique favorise la production de vibrations, dues au passage de la veine fluide d'un point rétréci vers un espace large.

Afin de présenter un examen clinique complet, nous rappellerons l'importance que M. le professeur Bard accorde à la vibration imprimée à la paroi par la tension de la valvule mitrale. « A l'état normal, dit-il, la vibration de la mitrale est peu marquée, se confondant plus ou moins avec le choc de la pointe. Elle atteint son plus haut degré d'intensité en même temps qu'elle prend un caractère particulier de rigidité dans le rétrécissement mitral. La vibration atteint alors une telle violence que le bruit qui en résulte est perceptible à l'oreille, non seulement au contact, mais à quelques centimètres de la paroi. » M. Bard a pu, en se servant de ce signe, faire deux fois le diagnostic de rétrécissement mitral vérifié à l'autopsie, alors qu'il était masqué pendant la vie par l'arythmie et la tachycardie dues à la myocardite interstitielle.

Nous trouvons ce caractère signalé plusieurs fois parmi nos observations (XII, XIV, XXII, XXIV), nous avons relevé aussi l'existence de l'éclat marqué du premier bruit, qui n'est d'ailleurs que l'équivalent auditif de cette sensation tactile.

La palpation renseigne principalement sur le choc de a pointe du cœur. Ce choc est pris comme point de repère pour la détermination du temps des mouvements et des bruits du cœur, car il coïncide exactement avec le début de la systole ventriculaire et avec le premier bruit. Mais ce choc comprend, ainsi que Potain l'a démontré, deux phénomènes qui se succèdent rapidement, un soulèvement qui dépend de la mise en tension de la paroi ventriculaire lors de la systole de l'oreillette, — et un ébranlement brusque et instantané qui coïncide exactement avec le premier claquement valvulaire et par suite avec le premier bruit.

Ces quelques considérations permettent de comprendre plus facilement ce que l'on désigne sous le nom d'impulsion présystolique de la pointe, donnant lieu à un phénomène qui lui est intimement lié, c'est-à-dire au retard apparent du pouls radial, que nous étudierons lorsque nous envisagerons les éléments de diagnostic fournis par les vaisseaux périphériques.

Cette impulsion présystolique de la pointe, consécutive à une expansion diastolique ventriculaire due à la systole de l'oreillette, se rencontre dans le rétrécissement mitral. Dans cette affection valvulaire, la deuxième partie du choc ou la phase ventriculaire passe inaperçue, peut-être parce que la contraction du ventricule n'est pas suffisamment énergique. M. le professeur Teissier explique ainsi la raison du phénomène. « Dans le rétrécissement mitral, le ventricule gauche se contracte avec une énergie modérée sur une quantité de sang restreinte et sous une faible pression ; l'oreillette, au contraire, dilatée et hypertrophiée au point de fournir une matité dorsale étendue et très appréciable à la percussion, se contracte avec une vigueur plus intense ; quoi de surprenant que l'accident graphique, dû à l'impulsion qui en résulte au niveau de la pointe, prenne le pas sur celui qui dépend de la systole ventriculaire ? »

Le tracé qui accompagne l'observation XXIII confirme pleinement l'explication proposée par M. le professeur Teissier. La systole cardiaque est brève et manque de vigueur. Mais elle se trouve précédée par un accident graphique accentué, répondant à une impulsion présystolique de la pointe énergique. Les tracés des observations XIV et XXVII présentent aussi une impulsion présystolique, mais moins caractéristique ; il faut remarquer toutefois que, sur ces mêmes tracés, l'amplitude répondant à la contraction cardiaque est considérable et que la systole paraît être douée d'une assez grande puissance.

Dans le rétrécissement mitral et l'insuffisance aortique associés, l'impulsion présystolique de la pointe est beaucoup plus accentuée. Elle correspond à une sensation de choc en dôme diastolique (obs. VIII, X, XII, XIV, XXIII) dû à la distension ventriculaire du fait de l'ondée sanguine qui pénètre de l'oreillette gauche dans le ventricule et de l'ondée récurrente qui reflue de l'aorte (obs. XXV). Cependant, lorsque le reflux sanguin s'effectue brusquement au début de la diastole ventriculaire et par suite, avant la systole auriculaire, l'expansion diastolique qui en résulte s'inscrit également sur un tracé cardiographique sous la forme d'un accident qui occupe la période de la diastole et précède l'accident correspondant à l'impulsion présystolique de la pointe (obs. XXIV).

### 3° **Percussion.**

« L'appréciation suffisamment exacte du volume du cœur et de ses variations qu'il peut subir a pour la clinique une importance qu'on ne saurait méconnaître. »

Cette opinion du professeur Potain vient à l'appui de l'idée que nous nous faisons de la valeur sémiotique de la percussion ; nous estimons en effet que ce procédé d'exploration clinique renseigne d'une façon suffisamment exacte sur l'état du cœur dans le rétrécissement mitral pur et dans la double lésion orificielle. L'hypertrophie du cœur dans ce dernier cas se révèle par une matité répondant aux différentes zones de projection de l'organe sur la paroi thoracique antérieure et postérieure.

En avant l'hypertrophie du ventricule gauche se ca-

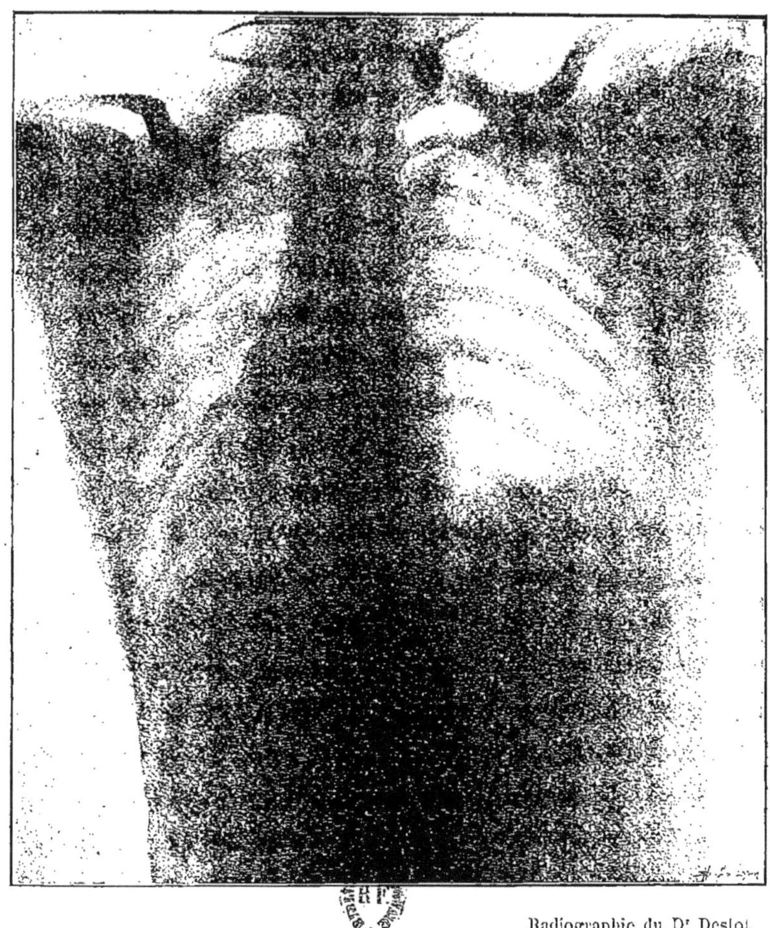



Radiographie du Dr Destot

Ver... — Rétrécissement mitral bien compensé, sans dilatation des cavités droites appréciable à la percussion. La radiographie montre l'oreillette droite débordant à peine sur le côté droit de la colonne vertébrale. Il n'existe donc pas d'hypertrophie du ventricule gauche. Par contre, on observe une dilatation marquée de l'oreillette gauche, avec effacement du sillon interauriculo-ventriculaire (cœur normal). La zone sombre occupant les quatrième et cinquième espaces intercostaux gauches répond à la percussion dorsale, à la zone de projection auriculaire décrite par Potain et Barié.

ractérise par une augmentation de la matité qui se fait surtout suivant le diamètre vertical, la pointe du cœur est abaissée ainsi que nous l'avons vu précédemment. Mais elle est aussi déviée vers la ligne axillaire. Cette déviation traduit une hypertrophie du ventricule droit donnant lieu à une augmentation transversale de la matité qui déborde le bord droit du sternum et se prolonge même vers la partie supérieure de cet os au niveau de la zone de projection de l'aorte dilatée.

Les mensurations de la matité cardiaque faites par M. le professeur Potain sur un grand nombre d'hommes adultes lui ont fourni une moyenne de 90 centimètres carrés. Les observations que M. le professeur Teissier a eu l'obligeance de nous communiquer signalent des surfaces de matité cardiaque de 97 centimètres carrés, obs. XXIII, — 128,50, obs. VIII, — 128,50, obs. X, — 136,95, obs. XI, — 157, obs. XXVII.

La radiographie de la paroi thoracique antérieure chez le malade de l'observation XI montre nettement l'aspect que prend le cœur dans le rétrécissement mitral et l'insuffisance aortique associés et confirme les données fournies par la percussion, à savoir une surface de matité cardiaque de 136 $cm^2$ 95.

En arrière, la percussion révèle encore deux zones de matité, l'une paravertébrale gauche correspondant à l'hypertrophie de l'oreillette gauche, l'autre paravertébrale droite correspondant à la projection de l'oreillette droite.

La première, étudiée par Machado, qui précisa les règles de sa détermination, puis par MM. Potain et Barié, présente une forme ovalaire de 3 centimètres de largeur sur 8 centimètres de hauteur environ. Plus récemment, Cordonnier, à la suite de nombreuses recherches faites dans le service de M. le professeur Teissier, a démontré la valeur diagnostique de cette percussion paravertébrale gauche dans le rétrécissement mitral.

La radiographie I montre une dilatation marquée de l'oreillette gauche, le sillon interauriculo-ventriculaire qui existe à l'examen radiographique d'un cœur normal se trouve effacé. La zone sombre qui occupe les quatrième et cinquième espaces intercostaux gauches répond à la matité paravertébrale gauche et, par suite, à la zone de projection auriculaire décrite par Potain-Barié.

Le nouveau procédé d'exploration clinique de l'oreillette droite par la percussion dorsale, contrôlé par les recherches anatomo-pathologiques et radiographiques de M. le professeur Teissier et de son élève Mlle Lischnewsky, fournit aussi des indications importantes dans le rétrécissement mitral et l'insuffisance aortique associés.

Nous rappellerons que la matité paravertébrale droite, de forme rectangulaire, commence à trois travers de doigt à droite de la colonne vertébrale et s'étend du sixième au neuvième espace intercostal droit. Dans la plupart des cas, elle traduit une distension de l'oreillette droite, qui, refoulant la lame pulmonaire voisine, va se loger dans le tissu costo-vertébral droit.

Mais parfois une grosse matité coïncide avec une distension modérée de l'oreillette droite ou même sans aucune dilatation. Il faut alors incriminer l'hyper-

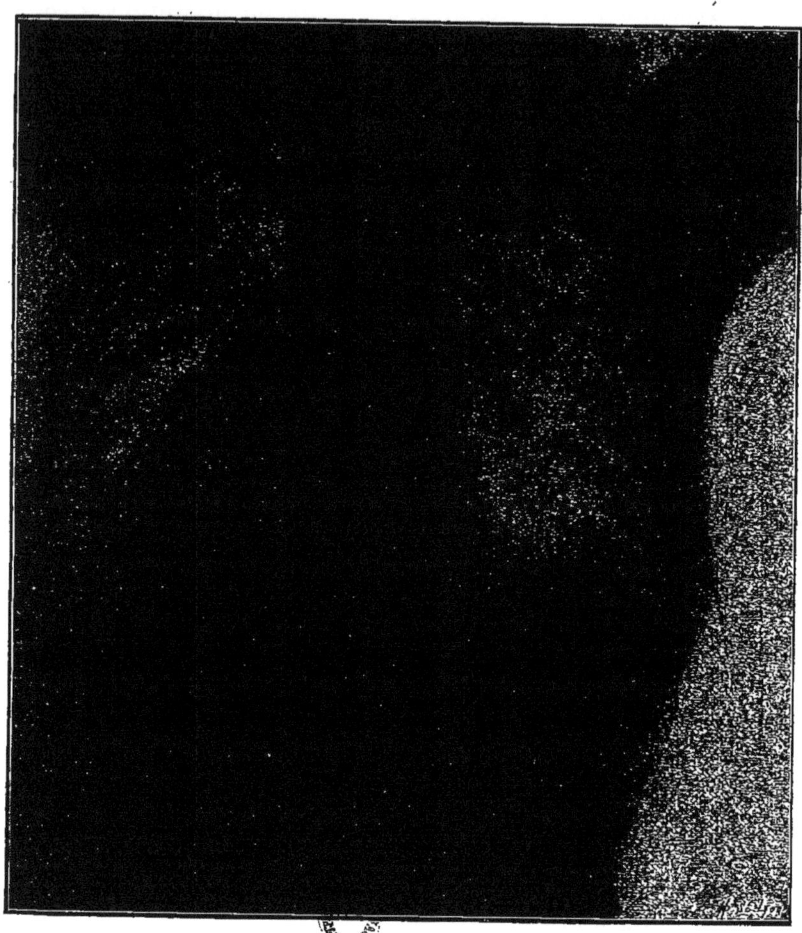

Radiographie du Dr Destot

C..., Eugène. — Double lésion orificielle : rétrécissement mitral compliqué d'insuffisance aortique. Matité paravertébrale droite persistant indépendamment des poussées de dilatation passagère de l'oreille droite et tenant à son refoulement postérieur, conséquemment à l'hypertrophie ventriculaire gauche. Cœur volumineux. Hypertrophie de l'oreillette gauche : effacement du sillon interauriculo-ventriculaire, zone sombre à gauche correspondant aux quatrième et cinquième espaces intercostaux (zone de projection auriculaire de Potain-Barié).

trophie du ventricule gauche, le plus souvent sous l'influence de l'insuffisance aortique.

Le rétrécissement mitral pur bien compensé, mais sans hypertrophie cardiaque ne donne pas lieu à cette matité paravertébrale droite. L'examen de la radiographie I montre que l'oreilleitte droite déborde à peine le côté droit de la colonne vertébrale, ce qui permet de supposer que la compensation s'effectue bien et que les cavités droites ne sont pas distendues chez le malade en question.

Si néanmoins, dans un cas semblable, l'examen clinique en dehors des signes d'une hypertrophie cardiaque révèle une matité paravertébrale droite notable et constante, il faut admettre que l'hypertrophie du ventricule gauche peut seule rendre compte de ce symptôme. L'insuffisance aortique explique les données de la radiographie et cet aspect du cœur en apparence paradoxal.

Dans l'observation XIII, à laquelle nous avons fait allusion dans notre introduction, il n'existait aucun signe de dilatation des cavités droites. L'hypertrophie du ventricule gauche suffisait à expliquer la matité perçue à droite et en arrière et confirmait ainsi le diagnostic de la double lésion orificielle.

La radiographie qui appartient à l'observation XXIV vient encore à l'appui de cette interprétation. La matité paravertébrale droite, répondant à la zone sombre inscrite au même niveau, existait indépendamment des poussées de dilatation passagère de l'oreillette droite. L'hypertrophie du cœur était notable dans cette double lésion orificielle.

La radiographie avait donné des résultats identiques au sujet des malades des observations XVIII et XXIII. Nous n'avons pas cru devoir en reproduire les épreuves, les exemples précédents nous paraissant suffisamment concluants.

Est-il possible de donner de ce nouveau signe clinique une explication plausible ? Il paraît peut-être de prime abord difficile à interpréter. M. le professeur Teissier estime que, dans ces cas de double lésion orificielle sans phénomènes de dilatation des cavités droites, la matité paravertébrale droite répond toujours à la projection de l'oreillette droite sous la dépendance de l'hypertrophie du ventricule gauche. L'abaissement de la pointe du cœur, les modifications apportées dans les rapports de cet organe avec les appareils voisins à la suite de cette hypertrophie permettent de supposer que l'oreillette droite se trouve refoulée en arrière et à droite dans le sinus costo-vertébral, déplaçant ainsi la lame pulmonaire du même côté. Des recherches ultérieures permettront d'affirmer davantage la valeur diagnostique de cette nouvelle méthode clinique.

## OBSERVATION VI

(Communiquée par M. le professeur Teissier.)

Diagnostic. — *Insuffisance mitrale et rétrécissement. Insuffisance aortique. — Troubles gastriques d'hyperchlorhydrie. — Maladie de Hogdson.*

Marie M., ménagère, âgée de cinquante-sept ans.

*Antécédents héréditaires.* — Mère morte paralysée à

cinquante-cinq ans. Père mort à soixante-sept ans, accidentellement. Deux frères morts vers l'âge de cinquante ans ; on ne peut avoir de renseignements.

*Antécédents personnels.* — Aucune maladie dans l'enfance. Règles à quinze ans, d'une façon régulière. Ménopause facile à cinquante-trois ans. Fièvre typhoïde à forme grave à vingt-sept ans : elle s'accompagna de contractures dans les membres, et obligea la malade à un séjour d'une année environ à l'Hôtel-Dieu.

Symptômes cardiaques et troubles digestifs remontant à trois ans et exagérés depuis trois mois.

Essoufflement quand la malade marche vite ou monte un escalier. Enflure des pieds le soir ou dans la journée, après une course un peu longue. A diverses reprises, légères douleur articulaires survenant par accès, s'accompagnant d'un peu de gonflement et localisées surtout aux genoux. Les troubles cardiaques ne produisent pas actuellement de gêne notable.

*Examen du cœur.* — *Palpation.* — La pointe bat dans le sixième espace intercostal gauche, un peu en dehors de la ligne mamelonnaire. Choc fort, en un point limité, précédé d'un très léger frémissement. Battements épigastriques très forts sous le rebord costal gauche.

*Percussion.* — Matité aortique notablement élargie ; l'aorte n'est pas perceptible au-dessus de la fourchette sternale, mais les artères sous-clavières sont élevées et donnent l'impression d'un thrill sensible sous la clavicule.

*Auscultation.* — Au niveau de la pointe, on perçoit un souffle holosystolique en jet de vapeur, masquant le premier bruit. Ce souffle se perd très rapidement dès qu'on s'éloigne de la pointe dans toutes les directions, et alors le premier bruit réapparaît. Ce bruit est d'intensité variable et se modifie suivant les positions données à la malade, suivant aussi les mouvements respiratoires. A la base, retentissement énorme du second bruit en coup de marteau. Au niveau du quatrième espace intercostal, sur le rebord gauche du sternum, il existe un souffle diastolique. A partir du quatrième espace intercostal gauche, on entend les deux souffles systolique et diastolique.

Double souffle de Duroziez. Pouls radial bondissant.

Foie volumineux, débordant les fausses côtes de trois doigts environ ; pas de battements hépatiques.

Rate : Matité révélée à la percussion.

Urines claires avec un léger disque d'albumine.

Langue humide et blanche, sans enduit bien marqué.

25 mars. — Signes de rétrécissement mitral : roulement présystolique, souffle, dédoublement du deuxième bruit. Mêmes signes aortiques. Pression, 12 centimètres Hg.

*Autopsie.* — Cœur énorme. Poids, 550 grammes. Les deux ventricules sont à peu près également hypertrophiés. L'aorte n'est pas athéromateuse ; les sigmoïdes n'offrent rien d'anormal. Mitrale nettement insuffisante, elle offre un gros nodule près de son bord gauche et est également rétrécie. Tendons indurés, épaissis. Les muscles papillaires semblent s'insérer sur la valvule même.

Poumons adhérents, à gauche surtout. Congestion assez prononcée aux bases, un peu d'œdème pulmonaire.

Foie, 1650 grammes. Rate, 120 grammes. Plaques blanchâtres de consistance fibreuse, traces d'une ancienne altération.

Estomac dilaté, entéroptose. Reins : droit, 210 grammes ; gauche, 125 grammes.

*Cerveau.* — Foyer de ramollissement gros comme une noisette, occupant les deux bords de la scissure de Sylvius, mais beaucoup plus prononcé du côté du lobe sphénoïdal. Le lobule de l'insula a pour ainsi dire fondu.

## OBSERVATION VII

(Communiquée par M. le professeur Teissier.)

Diagnostic. — *Rhumatisme articulaire aigu ancien. Double lésion mitrale avec insuffisance aortique.*

M., François, trente et un ans, cultivateur, entré le 3 août 1897.

A l'âge de seize ans, rhumatisme articulaire aigu avec péricardite, l'attaque dura trois mois. Depuis, nouvelle crise toutes les années. A vingt-deux ans, en Afrique, premier accès de paludisme, séjour de vingt-cinq jours à l'hôpital de Bône pour accès paludéens. Le malade eut les fièvres à plusieurs reprises depuis cette époque.

En 1894, il commença à ressentir, au niveau de la région précordiale, une douleur fréquente, assez vive; douleur au contact. Quelques crises angineuses ensuite.

Actuellement, facies pâle, peu d'oppression.

A la région précordiale, on voit une très large impulsion cardiaque déterminant une ondulation du sixième au deuxième espace La pointe bat largement dans le sixième espace intercostal, à 2 centimètres en dehors de la ligne mamelonnaire. La pointe se déplace de 1 cm. 50 dans le décubitus latéral gauche. On sent bien l'impulsion du cœur qui se fait en deux temps, l'un précèdant le pouls, l'autre synchrone. Peut-être impression de choc en dôme. Léger frémissement cataire.

A la pointe, on entend un rythme à trois temps; il existe une légère arythmie. Le premier temps systolique est très soufflant. Roulement diastolique au deuxième temps. Il existe très nettement un dédoublement dont les deux bruits qui le constituent paraissent cependant plus éloignés l'un de l'autre que dans le dédoublement vrai.

Au mésocarde, pas de dédoublement. Souffle intense aux deux temps. Au foyer pulmonaire, souffle systolique. Au deuxième temps, frottement mésodiastolique se surajoutant à ce souffle. Pas de dédoublement. Il paraît y avoir à ce niveau une plaque de péricardite.

Souffle aux deux temps au foyer aortique se propageant, surtout le souffle diastolique, le long du bord gauche du sternum ; on perçoit son maximum au niveau de l'union de la quatrième côte gauche avec le sternum.

Grosse matité précordiale.

Double souffle crural de Duroziez très net. Ni de pouls unguéal, ni de signe de Müller.

Il n'existe pas de matité splénique, la matité du foie n'est pas augmentée.

Rien d'anormal aux poumons ; pas d'albumine dans les urines.

22 novembre. — Pression artérielle, 18 centimètres Hg.

29 novembre. — Choc en dôme très net. Pas d'albumine.

6 décembre. — Traces d'albumine dans les urines.

A l'exploration de la pointe, deux doigts appliqués verticalement dans le même espace intercostal, on éprouve une double sensation : 1° Une sensation de soulèvement non synchrone avec la pulsation artérielle ; 2° une sensation claquée, correspondant vraisemblablement au claquement auriculo-ventriculaire et exactement synchrone avec la pulsation artérielle.

8 décembre. — Un tracé cardiographique pris, au niveau de la région mésocardiaque en dedans du mamelon, montre une dépression mésosystolique très prononcée, correspondant à un souffle extra-cardiaque.

## OBSERVATION VIII

(Communiquée par M. le professeur Teissier.)

Diagnostic. — *Maladie de Corrigan compliquée de rétrécissement mitral vrai. Pression artérielle modérée : 15 centimètres (mercure). Surface de matité cardiaque : 128 $cm^2$, 50.*

C..., Eugénie, vingt-sept ans, tisseuse, entrée le 1er juillet aux 4e Femmes, sortie le 20 juillet 1899.

Deux attaques de rhumatisme articulaire aigu, l'une à seize, l'autre à vingt et un ans : rhumatisme franc, aigu, généralisé avec rougeur et gonflement des jointures. A la suite, dyspnée d'effort, palpitations pénibles, douloureuses même, sensation nette d'intermittences cardiaques.

A l'entrée : état général médiocre, teint pâle, dyspnée survenant au moindre effort; faiblesse générale marquée. Céphalées fréquentes, ni vertiges, ni troubles oculaires. Pas d'œdème des jambes.

Artères du cou animées de battements assez intenses. Jugulaires non saillantes, ne présentant pas de battements. Pas d'élévation de la crosse aortique, ni des sous-clavières.

*Examen du cœur.* — La pointe bat dans le cinquième espace intercostal gauche, en dehors de la ligne mamelonnaire. Le choc cardiaque est violent, bien localisé ; la palpation large donne nettement l'impression d'un choc en dôme ; il existe aussi un frémissement prolongé et rude. Les battements cardiaques sont rapides, violents, et il y a des intermittences nettes que perçoit le malade.

*Auscultation.* — A la pointe même, il existe un souffle systolique rude se propageant vers l'aisselle; un peu au-dessus de la pointe, souffle très prolongé. Dédoublement du second bruit constant et nettement perceptible. En outre, la systole se marque quelquefois à son début par un premier bruit sec et vibrant.

A partir de la région méso-cardiaque, on perçoit un souffle diastolique, que l'on retrouve à la base. Il présente son maximum au niveau du sternum, sur son bord gauche. Il se propage le long de cet os et s'entend beaucoup moins quand on ausculte vers la clavicule. De temps à autre, le premier bruit a un timbre soufflant se propageant vers les vaisseaux du cou.

Pas d'arythmie vraie, mais des intermittences et de la tachycardie.

*Percussion.* — Pas d'augmentation de la matité aortique. Surface de matité cardiaque, 128 $cm^2$,50. Il n'existe pas de matité nette au niveau des sixième et septième vertèbres dorsales à gauche de la colonne.

Le pouls radial est plutôt petit, dépressible, ni bondissant, ni irrégulier ; retard apparent très marqué. Pas de pouls capillaire net. A la fémorale, on obtient facilement un double ton plutôt qu'un double souffle.

*Examen des poumons.* — Submatité au sommet gauche sous la clavicule, respiration mal perçue ; en arrière submatité au sommet droit ; quelques râles aux bases, mais sans fixité. Dyspnée au moindre effort, ni toux, ni expectoration.

Foie non augmenté de volume, ni douloureux. Pas de troubles urinaires.

## OBSERVATION IX

(Communiquée par M. le professeur agrégé Roque )

Diagnostic. — *Emphysème. Bronchite. Dilatation du cœur droit. Rétrécissement mitral. Gros cœur. Aortite avec un léger degré d'insuffisance aortique.*

F..., Céleste, soixante-sept ans, dévideuse, entrée le 26 novembre 1901 ; sortie le 26 décembre.

Parents morts de maladies inconnues. Deux sœurs emphysémateuses mortes d'une poussée aiguë du côté des poumons.

Un enfant mort pendant l'accouchement. Mari alcoolique mort d'affection hépatique (?)

La malade s'est toujours très bien portée. Depuis trois ans environ, essoufflement facile dans les efforts ; chaque hiver elle tousse, crache et accuse une dyspnée plus considérable.

Ces accidents l'ont atteint il y a trois semaines d'une façon plus intense que les années précédentes. Quelques frissons il y a huit jours. Dyspnée intense, la malade reste assise sur son lit : 36 respirations.

*Examen des poumons.* — Sonorité forte partout. A la palpation, râles ronflants. A l'auscultation, dans toute l'étendue des deux côtés, sibilances et ronchus très nombreux, sans prédominance en aucun point ; pas de râles fins. Dans la fosse sous-épineuse droite, l'expiration semble parfois un peu soufflante. En avant, mêmes râles sans souffle ; quelques râles fins à gauche. — Expectoration muco-purulente spumeuse.

*Examen du cœur.* — La pointe bat dans le sixième espace intercostal, on perçoit des battements épigastriques. L'auscultation est impossible, le bruit de tempête pulmonaire couvrant tout.

Les artères radiales sont dures : le pouls peu tendu, régulier, 108. Un peu de pouls veineux ; gonflement peu prononcé des jugulaires ; un peu de reflux hépato-jugulaire.

Douleur à la pression de la région hépatique ; on ne sent pas le bord inférieur du foie.

Léger œdème des jambes.

Température. — 38°5.

Urines, pas d'albumine.

5 novembre. — Sibilances prédominant au sommet. Râles muqueux aux deux bases.

13 décembre. — Ce matin, les signes de bronchite sont très atténués. Il n'existe plus de phénomènes asystoliques.

Au cœur, la pointe bat dans le sixième espace, près de la ligne mamelonnaire, avec une impulsion forte, laissant percevoir à la palpation un frémissement cataire très net.

A l'auscultation dans la région de la pointe, on entend un bruit dur, râpeux, présystolique se prolongeant également dans la systole. Le premier bruit dans l'aisselle est également râpeux et prolongé. A la base, au deuxième espace intercostal droit, le premier bruit est prolongé, le deuxième bruit clangoreux. Un peu d'arythmie.

Pression artérielle au sphygmomanomètre, 15 cm. Hg.

19 décembre. — A l'auscultation de la fémorale, on perçoit un double souffle de Duroziez.

## OBSERVATION X

(Communiquée par M. le professeur Teissier.)

Diagnostic. — *Tuberculose. Rhumatisme articulaire douteux. Double lésion orificielle : rétrécissement mitral, insuffisance aortique. Surface de matité cardiaque = 128 cm² 50.*

D... Marie, dix-neuf ans, entrée le 4 juillet, sortie le 22 août 1899.

Antécédents bacillaires chez les collatéraux.

Réglée à dix-sept ans, toujours assez irrégulièrement. Il y a deux ans, la malade aurait eu une affection pulmonaire aiguë, dont elle a été fort longue à se remettre. Elle n'a pas continué à tousser, n'a jamais eu d'hémoptysies, mais est restée anémique pendant fort longtemps. M. le professeur

Bard qui la vit à ce moment émit l'hypothèse de tuberculose possible.

Depuis lors, santé médiocre. Il y a six semaines, les jointures auraient été légèrement douloureuses et gonflées ; ces phénomènes articulaires cessèrent très rapidement. Peu de jours après, apparition d'un point de côté à gauche, dyspnée, état général mauvais, fièvre. Un médecin appelé constata l'existence d'un frottement péricardique très net et d'une congestion pulmonaire. Le point de côté persista, puis la dyspnée augmenta et apparurent alors les signes d'un épanchement à la base gauche. Le frottement péricardique disparut consécutivement, mais la malade présenta des signes de faiblesse cardiaque, battements faibles et irréguliers, avec léger œdème des jambes, qui nécessitèrent l'administration de la digitale.

A l'entrée : état général médiocre, aspect profondément anémique, teint pâle, muqueuses décolorées. Pas d'œdème des jambes. Pas de céphalées, mais des vertiges fréquents avec tendance à la syncope. Les extrémités présentent une légère teinte cyanotique ; doigts un peu hippocratiques. Dyspnée vive au moindre effort ; toux depuis quelques jours, sans expectoration. Point de côté atténué, mais persistant à la base gauche.

*Examen des poumons.* — Au sommet droit en avant et en arrière, obscurité très marquée, absence d'amplitude respiratoire, submatité légère, sans modification des vibrations. Dans le reste du poumon droit, signes de bronchite légère, généralisée. Respiration normale au sommet gauche. A la base du poumon gauche, submatité avec diminution des vibrations, obscurité respiratoire marquée, sans souffle, avec un peu d'égophonie et de pectoriloquie aphone.

Toux fréquente sans expectoration. Dyspnée d'effort très marquée, quelques accès d'oppression.

*Examen du cœur.* — On constate un éréthisme extrême, se traduisant par des battements violents et précipités. Le choc large, fort, soulevant la paroi, donne l'impression du choc en dôme. Il existe en outre un léger frémissement à la pointe, qui présente une immobilité relative.

*Auscultation.* — La tachycardie gêne l'auscultation. Il paraît exister un dédoublement du second bruit et un roulement à la pointe, peut-être même un souffle systolique. Pas de frottement péricardique. A la base, le deuxième bruit aortique est un peu prolongé et soufflant. Eclat marqué des bruits pulmonaires.

Pas de signes périphériques nets d'insuffisance aortique, un peu de danse des artères, léger double souffle.

Pouls radial rapide, régulier, de tension assez élevée = 15.

Appétit à peu près nul. Pas de vomissements ; soif vive, état nauséeux.

Abdomen souple et indolore. Les attaches du diaphragme continuent à être douloureuses.

Foie et rate normaux. Polyurie assez marquée.

13 juillet. — On perçoit outre les signes stéthoscopiques signalés plus haut un bruit de galop diastolique. Dyspnée intense.

18 juillet. — Crachats hémoptoïques ; souffle et râles à la base gauche.

## OBSERVATION XI

(Communiquée par M. le professeur Teissier.)

Diagnostic clinique. — *Gros cœur rhumatismal de Duroziez. Double lésion orificielle. Lésion bien compensée. Entérite glaireuse. Empâtement abdominal avec ascite peu abondante. Foie très gros et douloureux. Subictère léger. Œdème des jambes et de la région lombaire. Urines albumineuses avec pigments biliaires et sang.*

Diagnostic anatomique. — *Hypertrophie considérable du cœur. Intégrité des valvules aortiques avec insuffisance légère fonctionnelle. Epaississement de la grande valve mitrale avec endocardite légère et récente. Foie muscade typique. Reins violacés, durs, avec capsule peu adhérente, sans infarctus. Infarctus volumineux du tiers inférieur du poumon droit, congestion du poumon gauche. Fausses membranes pleurales. Matité cardiaque = 136 cm² 95.* (Radiographie, voir planche III.)

P... Martin, trente ans, maçon, entré le 8 mai 1899, salle Sainte-Jeanne, lit n° 4, mort le 26 novembre 1899.

*Antécédents héréditaires.* — Père mort d'un néoplasme abdominal. Mère vivante et bien portante.

*Antécédents personnels.* — Bronchite chronique dont le malade serait atteint depuis l'enfance ; toux légère, continuelle, sans hémoptysies, sans troubles de l'état général ; expectoration peu abondante ; ces phénomènes ne s'accentueraient pas pendant l'hiver. Jamais d'accès francs de rhumatisme articulaire aigu ; le malade aurait eu seulement il y a quelques années, durant six jours, des raideurs articulaires généralisées, mais sans rougeur, ni gonflement au niveau des articulations. Ethylisme pendant plusieurs années ; il y aurait renoncé depuis les premières manifestations de l'affection actuelle.

La maladie actuelle aurait débuté vers le mois d'octobre de l'an dernier par de la faiblesse générale et surtout une dyspnée d'effort progressive qui interdit rapidement au malade tout travail et l'obligea à entrer à l'Hôtel-Dieu, où il ne resta qu'une quinzaine de jours et ne suivit pas de traitement bien déterminé.

Depuis sa sortie de l'hôpital, il n'a pu travailler que deux jours, car la dyspnée reparut sans accès d'oppression nocturne, sans œdème des jambes. En outre, depuis trois mois, ont apparu des troubles gastro-intestinaux qui sont plus accusés actuellement. Perte de l'appétit. Diarrhée continuelle, fréquente, avec un peu de ténesme ; selles liquides, peu abondantes, sans fausses membranes, sanglantes pendant trois jours cependant.

L'état général s'est modifié ; amaigrissement, perte des forces. Toux et dyspnée.

A l'entrée : facies pâle, embonpoint très diminué, pas d'œdème des jambes. Quelques céphalalgies, sans vertiges, sans troubles oculaires ni auriculaires.

Langue saburrale. Appétit diminué. Pas de vomissements.

Estomac difficile à explorer à cause de la contracture de la paroi abdominale, ne semble pas dilaté. Creux épigastrique douloureux. Abdomen dur, tendu, sans météorisme ni ascite ; à la palpation, douleurs assez vives, mal localisées, diffuses, prédominant cependant à la région susombilicale. Diarrhée persistant avec les mêmes caractères. Foie abaissé, donnant une matité assez large de quatre travers de doigt, mais ne dépassant pas les fausses côtes, douloureux au palper. Pas d'ictère, pas de circulation complémentaire. Matité splénique à peine perçue.

*Examen des poumons.* — En avant, respiration un peu obscure au sommet gauche. En arrière, submatité au sommet droit ; murmure vésiculaire mal perçu au sommet gauche ; et dans le tiers supérieur du même côté, quelques râles fins, secs, apparaissant surtout après les efforts de toux ; quelques sibilances fixes au sommet droit. Toux persistante, assez fréquente. Expectoration muco-purulente

RADIOGRAPHIE III

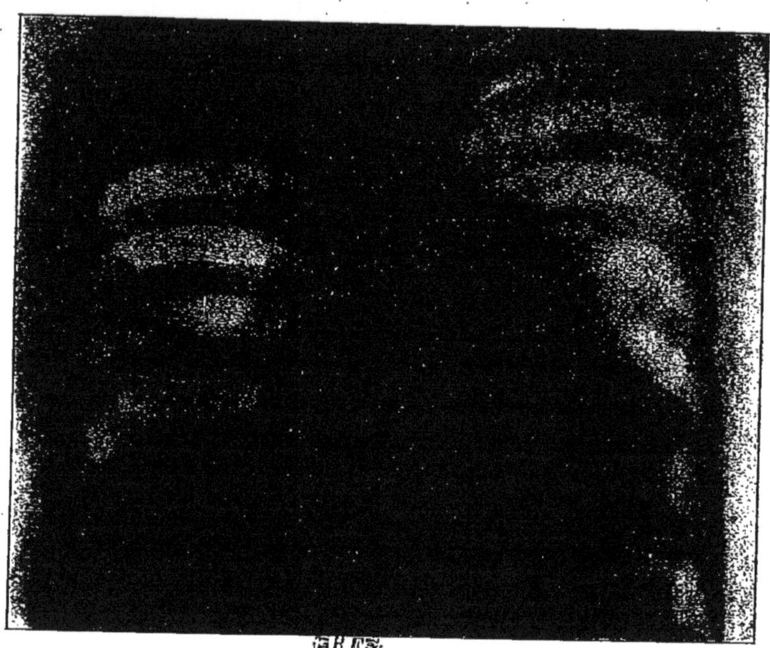



Radiographie du Dr Destot.

*Cœur vu de face.*

P..., Martin. — Rétrécissement mitral et insuffisance aortique. Hypertrophie du cœur. — Le ventricule droit hypertrophié donne sur la photographie une zone de projection fortement teintée à droite du sternum. La pointe est abaissée et déviée vers l'aisselle. La radiographie confirme l'augmentation verticale et transversale de matité cardiaque révélée à la percussion et égale à 136 cm. 95.[2]

peu abondante. Dyspnée d'effort très nette ; point de côté prédominant à droite.

*Examen du cœur.* — *Palpation.* — La pointe du cœur est abaissée, bat dans le cinquième espace intercostal gauche et se trouve déviée en dehors de la ligne mamelonnaire. Le choc est fort dans la plupart des révolutions cardiaques.

*Percussion.* — La surface de matité cardiaque est augmentée : 136 $cm^2$ 95.

*Auscultation.* — On trouve une arythmie très marquée. Les battements cardiaques sont irréguliers dans leur rythme et dans leur force ; on perçoit à côté de pulsations d'intensité exagérée, des séries de pulsations avortées.

A la pointe, il existe un souffle systolique intense, en jet de vapeur, très prolongé, occupant toute la systole, se propageant assez bien dans l'aisselle et bien moins vers l'appendice xiphoïde et le sternum. Le second bruit n'est pas dédoublé, mais mal frappé, sourd et un peu soufflant. On a parfois un véritable rythme à trois temps, d'ailleurs inconstant et passager.

A la base, les bruits sont mieux perçus, mais ne présentent pas toutefois une netteté parfaite. Ils sont plus forts sur le bord gauche du sternum que sur le bord droit, où ils sont sourds, lointains. Le second bruit aortique est prolongé, sans souffle vrai.

Pas de troubles du côté de l'aorte et des valvules du cou. Les jugulaires sont à peine saillantes et immobiles.

Pouls radial rapide, irrégulier, sans tension.

Urines peu abondantes, fort colorées.

10 mai. — La pointe du cœur se déplace nettement avec les changements de position.

12 juillet. — Le malade rentre avec les mêmes symptômes. Peu d'aggravation au point de vue cardiaque.

Souffle extra-cardiaque dorsal. Pression artérielle: 10 à 11.

17 juillet. — Sans avoir pris de digitale ni de médicaments cardiaques, le malade a un pouls bigéminé, irrégulier et lent: 58 pulsations à la minute. On lui fait prendre deux granules d'extrait de strophantus.

20 juillet. — Albumine en petite quantité dans les urines.

24 juillet. — La quantité d'albumine a notablement augmenté ; léger œdème des jambes.

31 juillet. — L'Abdomen présente un peu d'empâtement. Foie très volumineux, débordant les fausses côtes d'un travers de main, douloureux au palper.

Urines peu abondantes (300 grammes), ayant une teinte noirâtre et contenant à la fois des pigments biliaires et du sang. Œdème de la région lombaire et costo-iliaque. A la base pulmonaire gauche, gros râles d'œdème avec un peu de submatité; à la base droite, abolition des vibrations, bronchophonie, pas de souffle.

27 août. — Phlébite des membres inférieurs, douleur dans les mollets.

Œdème rose qui envahit bientôt les deux membres. Température du soir, 39 degrés.

*Autopsie.* — Le cœur (500 grammes) est le siège d'une hypertrophie notable : les différentes cavités sont à peu près également dilatées. Il existe une hypertrophie de la paroi beaucoup plus marquée au niveau du ventricule gauche.

La myocardite est très accusée partout ; on voit à la coupe de larges zones jaunâtres de sclérose disséquant le tissu musculaire, siégeant même au niveau des piliers de la mitrale. Cette dernière ne présente, au point de vue endocarditique, que quelques granulations de nature récente ; mais il existe cependant un certain degré de rétrécissement mitral. La grande valve est, en effet, notablement épaissie, indurée, surtout au niveau de sa base ; la petite valve est plus souple, quoique un peu rétractée.

Les valvules sigmoïdes de l'aorte sont absolument normales, souples, non adhérentes entre elles, sans endocardite récente et, à l'épreuve de l'eau, elles sont presque suffisantes.

Pas de symphyse au niveau du péricarde.

Foie (1950 gr.) volumineux, sans périhépatite ; à la coupe, il est gorgé de sang, mais présente surtout l'aspect du foie muscade typique, sans sclérose bien marquée : pas de calculs de la vésicule.

Rate (150 gr.) un peu hypertrophiée et violacée.

Reins (droit, 180 gr. ; gauche, 150 gr.) augmentés de volumes, durs, de coloration rouge foncé, avec des étoiles de Verheyen très apparentes. Il n'existe pas d'infarctus.

Poumon droit (650 gr.) présente au niveau du tiers inférieur une transformation à peu près complète en un bloc dur par des infarctus confluents, les deux tiers supérieurs sont le siège d'un emphysème marqué, avec congestion, surtout au niveau du lobe moyen.

Poumon gauche (580 gr.) très congestionné, volumineux, dur à la coupe, renfermant un liquide d'œdème très abondant. Il existe en outre à la surface des deux poumons de nombreuses membranes pleurales récentes, friables, sans épanchement dans les plèvres.

## OBSERVATION XII

(Communiquée par M. le professeur Teissier.)

Diagnostic clinique. — *Rétrécissement mitral léger. — Légère insuffisance aortique : Souffle diastolique de la pointe, ou péricardite. — Albuminurie intermittente.*

Diagnostic anatomique. — *Rétrécissement mitral serré. — Cœur augmenté de volume. — Lésions des valvules sigmoïdes de l'aorte. — Myocardite. — Foie cardiaque. — Infarctus des reins et des poumons. — Ramollissement de l'hémisphère droit.*

V..., Julie, trente et un ans, couturière, entrée le 10 octobre 1900 aux 4ᵉ Femmes, lit nº 22, décédée le 14 février 1901.

Rien à signaler dans les antécédents héréditaires.

*Antécédents personnels.* — Premières règles à treize ans, régulières mais douloureuses depuis. Une grossesse il y a dix ans, terminée avant terme ; pas d'albuminurie. Il y a six ans, une scarlatine de moyenne gravité, sans néphrite. La malade commença à être essoufflée sous l'influence des efforts il y a deux ans. A ce moment, elle fut soignée par M. Devic, qui diagnostiqua une cardiopathie. Depuis un an, œdème des membres inférieurs, disparaissant sous l'influence du décubitus dorsal. L'hiver dernier, toux fréquente et crachements de sang. Pertes rouges pendant quinze jours il y a trois semaines ; essoufflement depuis huit jours, point douloureux au niveau de l'hypochondre droit. Palpitations assez violentes. Pas de troubles digestifs, pas de modification des urines.

Actuellement la malade a un teint assez pâle, sans subictère. Œdème des membres inférieurs, prétibial, mais très discret à la suite du repos au lit.

Foie dur, un peu douloureux, abaissé, sans battements. La rate n'est pas grosse.

*Examen du cœur. Palpation.* — La pointe bat dans le cinquième espace intercostal gauche, à deux travers de doigt en dehors de la ligne mamelonnaire. Frémissement présystolique très léger et vibration marquée de fermeture de la mitrale.

*Percussion.* — La matité cardiaque n'est pas notablement accrue et ne déborde pas le bord droit du sternum.

*Auscultation.* — Léger roulement diastolique, vibration exagérée du premier bruit. Le deuxième bruit pulmonaire est fort à la base.

Le pouls est régulier : 92 pulsations, de tension moyenne.

Dyspnée, 32 respirations par minute.

*Examen des poumons.* — En avant : sonorité exagérée à gauche, respiration un peu obscure. En arrière : à droite, nombreux râles humides fins avec obscurité respiratoire à la base ; à gauche, respiration un peu soufflante, quelques râles fins assez rares à la base.

Urines colorées ; disque d'urate et disque assez net d'albumine.

23 octobre. — Battements visibles des artères du cou. Choc de la pointe élargi. A l'auscultation, on trouve à la pointe un rythme à trois temps. A la base et vers le ster num on perçoit un petit souffle systolique.

22 novembre. — Pas de souffle de Duroziez. Pression artérielle, 14 centimètres (mercure). Albuminurie légère.

23 décembre. — Le souffle diastolique est râpeux, augmente par la pression, se propage mal. Sommet droit suspect, matité, inspiration rude.

27 décembre. — Rythme de galop, albuminurie.

3 janvier 1901. — Comme signe du rétrécissement mitral, M. Josserand, qui succède à M. le professeur Teissier, ne constate qu'une vibration dure au niveau de la valvule mitrale.

11 janvier. — Gros cœur ; la pointe bat dans le sixième espace. Le choc est diffus, léger choc en dôme. Pas de souffle diastolique. Souffle présystolique. Roulement diastolique. Pas de souffle de Duroziez.

22 janvier. — Dans la soirée du 21, oppression assez

brusque, orthopnée, palpitations, tachycardie, défaillance, sudation abondante. Ce matin, assez grande quantité d'albumine. La pointe du cœur bat dans le sixième espace. Pas de souffle au cœur, pas de galop, pas d'œdème périphérique. Un peu d'œdème des bases pulmonaires.

25 janvier. — Hémiplégie gauche totale ; réflexes rotuliens un peu forts, tendance à la trépidation plantaire, légère déviation des yeux. Pas d'hémianesthésie.

Au cœur, la pointe bat dans le sixième espace. Le cœur est impulsif, donne la sensation de choc en dôme. Le bruit de galop, le roulement, le claquement mitral, le souffle diastolique font défaut. On constate seulement un léger dédoublement du second bruit inconstant. Aux poumons, râles sibilants généralisés. Urine pâle, avec albumine assez abondante.

Le pouls est régulier, de tension moyenne.

26 janvier. — Réflexes tendineux exagérés, même au bras gauche. Sibilances dans les deux poumons.

Au cœur, ni rythme mitral, ni éclat du premier bruit ; l'impulsion est moins forte qu'hier. Pouls petit.

29 janvier. — Cœur impulsif ; pas de signes de rétrécissement mitral, sauf l'accentuation du deuxième temps à l'orifice pulmonaire.

5 février. — Aux poumons, râles d'œdème. Galop. Pouls petit.

7 février. — Ni galop, ni rythme mitral ; cyanose légère ; impulsion cardiaque, pouls régulier.

M. Josserand fait remarquer que contre l'hypothèse du rétrécissement mitral, préalablement diagnostiqué par M. le professeur Teissier, on note l'absence de signes stéthoscopiques, l'hypertrophie et l'impulsion du cœur. Contre le cœur rénal de Traube, on constate l'absence de bruit de galop, d'hypertension artérielle, d'œdème, d'albuminurie considérable. Peut-être doit-on songer à une myocardite, avec coagulations intracardiaques ayant occasionné les anciennes hémoptysies et l'hémiplégie actuelle.

9 février. — Crises subintrantes de dyspnée, d'angine, accompagnées de cris qui correspondent à des douleurs très vives, généralisées, localisées surtout au niveau des reins et des talons. Râles muqueux dans le tiers inférieur des deux poumons. Le pouls est à 120, régulier. Légère cyanose des ongles et du nez. Les deux bruits cardiaques sont normaux, bien frappés. Pas d'œdème lombaire. Léger œdème du pied gauche. Hyperesthésie généralisée.

10 février. — Urines très uratiques, albumineuses.

15 février. — Mort, sans phénomènes nouveaux, dans un demi-coma, sans dyspnée.

*Autopsie.* — Présentée par M. le professeur Tripier, dans une séance de son cours magistral à la Faculté.

Le cœur est augmenté de volume, pèse 480 grammes avec l'aorte thoracique. Il existe une lésion mitrale très nette, constituée par un rétrécissement bien caractérisé, ancien. Les deux valves de la mitrale sont épaisses et soudées entre elles de façon à former un entonnoir avec une ouverture en croissant à la partie inférieure. On peut à peine introduire le petit doigt à travers l'orifice sténosé Il n'y a pas d'insuffisance du même orifice à l'épreuve de l'eau.

Les valvules sigmoïdes de l'aorte ne sont pas tout à fait saines; elles présentent des traces d'endocardite ancienne, un certain épaississement. Au niveau des nodules d'Arantius, il existe un petit pinceau de granulations récentes. Ces lésions, dit M. le professeur Tripier, sont certainement en rapport avec le souffle diastolique perçu pendant la vie et symptomatique d'une insuffisance aortique.

Les valvules du cœur droit ne paraissent pas affectées.

Le ventricule gauche est hypertrophié, les oreillettes

sont volumineuses, distendues, surtout à droite ; le ventricule droit présente aussi de l'hypertrophie.

Myocardite manifeste ; piliers du cœur droit tout à fait sclérosés, diminués de volume, présentant un aspect blanc. Le cœur gauche présente la même altération.

Pas de péricardite.

*Poumons.* — A la base du poumon droit, il existe un infarctus, une teinte noirâtre correspond aux parties épanchées; l'artère qui vascularise toute cette zone se trouve oblitérée.

Foie cardiaque ; travées rouges un peu accusées.

*Reins.* — Quelques petits infarctus, congestion ; lésions scléreuses plus ou moins étendues. Il ne s'agissait pas d'un mal de Bright ayant évolué en même temps qu'un rétrécissement mitral, mais d'une albuminurie occasionnée par le rétrécissement mitral. Les lésions rénales sont secondaires et consécutives à l'altération du cœur.

*Cerveau.* — Hémisphère droit ; ramollissement qui commence sur la coupe pédiculo-frontale, se poursuit sur la coupe frontale jusqu'à la coupe pédiculo-pariétale. Sont atteints d'avant en arrière le noyau caudé du corps strié, la portion externe du noyau lenticulaire, enfin le segment postérieur de la capsule interne qui apparaît nettement ramolli.

## OBSERVATION XIII

(Communiquée par le professeur Teissier.)

Diagnostic. — *Rétrécissement mitral. — Insuffisance aortique. — Induration du sommet droit. — Ancienne fièvre typhoïde. — Pas de rhumatisme. — Signe de Rondot sans insuffisance tricuspidienne.* (Radiographie, voir planche IV.)

Marie-Anne B..., quarante-huit ans, couturière.

Père mort vieux. Mère morte à cinquante-deux ans d'une maladie de foie. Un frère vivant âgé de soixante ans. Deux frères morts en bas âge.

Mariée, a eu deux fausses couches. à quatre mois et à sept mois. Puis a mené deux grossesses à terme. Un de ses enfants est mort à dix-huit mois d'un « transport au cerveau ». L'autre est en bonne santé. Ses grossesses furent bonnes et ses accouchements eurent lieu sans incident. Est encore réglée régulièrement.

Maladies antérieures : il y a vingt ans, fièvres intermittentes revenant tous les trois jours et qui persistèrent pendant un an. La malade raconte qu'elle habitait alors un pays marécageux. Depuis, elle n'a pas éprouvé de nouvelles atteintes de fièvre. Il y a dix ans, premier séjour à l'Hôtel-Dieu pour des palpitations, de l'essoufflement ; on diagnostiqua une cardiopathie. Jamais de rhumatisme. Dothiénentérie, quatre ans après, traitée par les bains. Depuis un an surtout, à la suite d'un violent traumatisme, les symptômes cardiaques se sont accentués. La malade fut en effet renversé par un bicycliste ; le côté droit, qui fut projeté contre le sol, fut fortement contusionné. L'œdème des membres inférieurs, sous l'influence de la station debout, a commencé à apparaître il y a un mois. Toux fréquente, quelques crachats sanguinolents. Appétit nul, vomissements, peu d'urine.

Actuellement, pas d'œdème ; teinte subictérique des conjonctives.

*Examen du cœur. — Inspection.* Voussure précordiale. La pointe du cœur bat dans le sixième espace intercostal gauche au-dessous et un peu en dehors du mamelon.

*Palpitation.* — Frémissement cataire présystolique et choc systolique de la pointe élargi et exagéré. Pas de battements épigastriques.

*Percussion.* — La matité cardiaque ne déborde pas le bord droit du sternum.

*Auscultation.* — Bruits irréguliers, inégaux. A la pointe on perçoit un roulement suivi d'un souffle présystolique. Il n'existe pas de souffle systolique à propagation axillaire. Dédoublement très net du deuxième bruit. Rien à l'orifice tricuspidien. A la base, au niveau du deuxième espace intercostal droit et surtout au niveau des troisième et quatrième espaces, le long du bord gauche du sternum, il existe un souffle diastolique, à propagation inférieure, et séparé par une zone silencieuse du souffle diastolique de la pointe.

Battements visibles des artères du cou. Congestion veineuse légère et pouls veineux vrai. Pouls radial petit, inégal, irrégulier, avec faux pas, rapide (112). Pas de pouls capillaire unguéal. Pas de double souffle de Duroziez. Pas de souffle dans les vaisseaux du cou.

*Abdomen.* — Foie : matité commençant en haut au niveau du sixième espace intercostal droit et débordant de un travers de doigt le rebord costal. Le bord hépatique est perceptible. L'organe est un peu douloureux à la pression. Rate de dimension normale.

*Poumons.* — Quelques ronchus et sibilances disséminées. A la base gauche, respiration un peu granuleuse. Expectoration muqueuse.

T. = 37°1. Urines, pas d'albumine.

30 octobre. — Au sommet droit, légère dépression de la fosse sus-épineuse, avec submatité, légère augmentation des vibrations et respiration un peu augmentée. En avant, également un peu de diminution de la sonorité, exagération des vibrations et légère diminution de la respiration au sommet droit.

3 novembre. — Pression artérielle basse, 10.

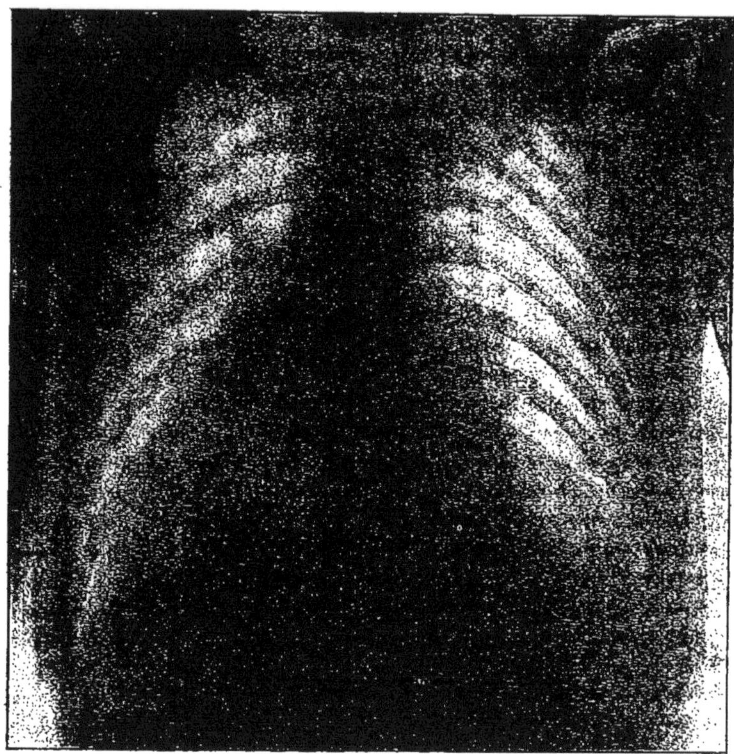

(Radiographie du Dr Destot

Marie-Anne B... — Rétrécissement mitral. Insuffisance aortique. Dilatation de l'oreillette gauche. Disparition de l'encoche auriculo-ventriculaire. Grosse matité paravertébrale droite tenant au refoulement de l'oreillette droite conséquemment à l'hypertrophie ventriculaire gauche.

24 novembre. — Râles muqueux à la base droite. Disparition des signes au sommet droit. Matité paravertébrale droite très nette.

15 décembre. — Pouls très accéléré, arythmique. Pas d'albumine.

7 janvier 1901.—Gros cœur ; la pointe bat dans le sixième espace intercostal. Le souffle diastolique de la base ne commence pas immédiatement après le premier temps. Roulement diastolique intense.

19 janvier. — Souffle diastolique plus fort au niveau du bord gauche du sternum qu'au foyer aortique. Il ne se propage pas dans les vaisseaux du cou.

---

# CHAPITRE V

## SIGNES D'AUSCULTATION

Pour exposer avec plus de clarté les bruits perçus à l'auscultation et afin de bien mettre en évidence les caractères différentiels des souffles cardiaques, nous étudierons alternativement les signes du rétrécissement mitral et de l'insuffisance aortique.

### 1° Signes de la lésion mitrale.

Le rythme mitral décrit par Duroziez reconnaît le mécanisme suivant : au moment où le sang s'écoule de l'oreillette gauche dans le ventricule correspondant, la veine fluide, qui résulte de son passage à travers l'orifice sténosé, entre en vibration et donne naissance à un bruit diastolique perceptible à l'auscultation. Lors de la systole auriculaire, les vibrations de cette veine fluide augmentent considérablement et déterminent un bruit présystolique, différent par certains caractères du bruit diastolique.

Ce que l'on entend à la pointe est tantôt un roulement, tantôt un souffle. Ce bruit est sourd, grave, et n'a pas la même intensité durant tout le temps où on le perçoit. Atténué d'abord, il s'accentue ensuite, se renforce enfin, faisant place à un bruit présystolique rude et bref, qui s'interrompt lors de la systole ventriculaire. Son maximum se perçoit à la pointe du cœur, ou plus exactement, un peu au-dessus et en dedans de celle-ci. Ces bruits se propagent vers l'appendice xiphoïde ; on apprécie facilement leurs caractères respectifs, en auscultant suivant cette direction. Leur propagation s'effectue encore vers les foyers aortique et pulmonaire.

Le roulement diastolique à renforcement présystolique correspond au type complet du rythme mitral. On le rencontre dans les cas où le rétrécissement de l'orifice auriculo-ventriculaire est relativement serré. Il suppose aussi une compensation favorable de l'oreillette gauche, qui, du fait de son hypertrophie, possède une contraction énergique susceptible d'accélérer la marche en avant du courant sanguin. Nous avons trouvé ce rythme mentionné plusieurs fois dans nos observations.

Mais ce rythme n'est pas toujours aussi nettement défini. Le professeur Potain a, en effet, décrit deux autres types qu'il est bon de rappeler, parce qu'on les rencontre souvent en clinique.

Dans un premier type, le bruit diastolique seul se fait entendre, le renforcement présystolique n'est point perçu. Le professeur Potain l'explique par la distension du ventricule gauche et l'influence d'une déplétion incomplète. Le sang qui y pénètre pendant la diastole auriculaire produit un roulement ou un souffle diastolique. Mais la cavité ventriculaire étant complètement remplie lorsque survient la systole de l'oreillette, la colonne sanguine, qui pourrait encore passer à travers l'orifice sténosé, est si minime qu'elle ne produit plus de vibrations.

L'insuffisance aortique coexistant avec une sténose mitrale, doit favoriser la production de ce type, car le ventricule gauche est bientôt à l'état de réplétion, du fait de l'ondée sanguine, refluant de l'aorte dans sa cavité. L'oreillette gauche, malgré son énergie, ne peut ainsi, au moment de sa systole, lancer une colonne sanguine suffisante pour déterminer un bruit présystolique.

Dans un second type, le bruit présystolique existe seul, le roulement diastolique fait défaut. Cette autre modalité incomplète du rythme de Duroziez se rencontre dans les cas où la pression intra-auriculaire est peu élevée, parce que le rétrécissement mitral est modéré. Comme le courant sanguin ne fait pas une brusque irruption dans le ventricule gauche, au moment de la diastole cardiaque, il ne se produit pas de veine fluide vibrante. Mais la systole auriculaire intervenant accélère la vitesse du sang, dont le passage au niveau de l'orifice sténosé produit alors le souffle présystolique.

Ainsi donc l'examen attentif de nos observations nous a permis de distinguer les trois types du rythme mitral bien définis par M. le professeur Potain :

Un premier type caractérisé par un roulement diastolique avec renforcement présystolique ;

Un deuxième type caractérisé par un roulement ou un souffle diastolique ; et un troisième par un souffle présystolique.

Le dédoublement du second bruit perçu à la base et

résultant des claquements successifs des valvules sigmoïdes de l'aorte et de l'artère pulmonaire est constant dans la double lésion. Parfois, il existe seul, sans aucun autre signe d'auscultation. Souvent il apparaît et disparaît tour à tour.

Le professeur Potain, se basant sur la précession, tantôt du bruit sigmoïdien pulmonaire, tantôt du bruit sigmoïdien aortique, admet qu'au début de la sténose mitrale, l'aspiration ventriculaire non immédiatement satisfaite par suite du passage difficile de la colonne sanguine à travers l'orifice rétréci, produit la chute anticipée des valvules sigmoïdes aortiques. L'insuffisance aortique associée favorise la production de ce dédoublement, puisque la pression est relativement élevée dans l'aorte (15-18) et que la cavité ventriculaire élargie donne lieu à une aspiration plus grande.

Mais, plus tard, la stase en amont de l'obstacle et l'excès de tension dans la petite circulation, hâtent la fermeture des valvules sigmoïdes pulmonaires : celles-ci anticipent sur les valvules sigmoïdes aortiques, il y a précession pulmonaire. Ce dernier phénomène prouve l'accentuation de la sclérose mitrale et permet de prévoir la phase hyposystolique dans la double lésion.

M. Potain a signalé enfin au début de la diastole cardiaque un bruit de claquement, le claquement d'ouverture de la mitrale, dû à la tension des deux valves rétractées, et bridées par des adhérences lors de l'irruption de la colonne sanguine de l'oreillette dans le ventricule.

On peut se demander si ces symptômes classiques du rétrécissement mitral se modifient dans la double lésion orificielle. Nous avons constaté qu'ils se retrouvent dans la plupart des cas.

Le rythme mitral complet « roulement diastolique à renforcement présystolique » semble le plus fréquent. Le second type « roulement ou souffle diastolique unique » nous a paru plus souvent mentionné que le troisième « roulement ou souffle présystolique ». Quant au dédoublement du second bruit, il est la règle; au début de l'affection cardiaque, on perçoit la précession aortique, à une période avancée la précession pulmonaire.

### 2° Signes de l'insuffisance aortique.

L'insuffisance aortique donne naissance à un souffle diastolique dû à l'occlusion incomplète des valvules sigmoïdes de l'aorte au moment de la diastole cardiaque. Ce bruit est déterminé par le reflux de l'ondée sanguine dans le ventricule gauche et succède au deuxième bruit ou au claquement sigmoïdien parfois perçu.

Dans son cours de la Faculté de 1894, M. le professeur Teissier caractérise ainsi le souffle de l'insuffisance aortique : c'est un souffle qui occupe la diastole tout entière, doux, humé, aspiratif, c'est-à-dire qui n'est pas « d'égale tenue », qui va en s'atténuant « ā͡wĕ »; mais parfois il est piaulant et peut s'entendre à 10 centimètres du malade (obs. de J. Teissier). En effet, il a son maximum au moment où la tension est la plus grande dans l'aorte, c'est-à-dire au début de la diastole. A la fin de celle-ci la pression est faible dans l'aorte; en outre, le ventricule, presque à l'état de réplétion, n'a plus qu'une aspiration légère.

Le siège d'auscultation de ce souffle est variable. La séméiologie cardiaque classique enseigne que son maximum se perçoit au niveau du deuxième espace intercostal droit.

Son absence en ce point ne doit cependant pas faire rejeter l'hypothèse d'une insuffisance aortique ; on doit le rechercher, en effet, sur toute la surface de projection cardiaque.

Bucquoy plaçait le siège d'élection de ce souffle à droite du sternum. Sibson le met à gauche, Landouzy à gauche, dans le quatrième espace intercostal. Le professeur Sahli l'inscrit dans son schéma sémiotique à la partie inférieure du sternum, près de son bord gauche, vis-à-vis le cinquième cartilage costal. Enfin, M. le professeur Teissier, avec Fœrster, l'a entendu exclusivement à la pointe (thèse de Marqueyrol).

De l'examen des observations, nous arrivons à conclure que le souffle diastolique de l'insuffisance aortique s'entend le moins souvent à droite du sternum. Son maximum doit être cherché dans la majorité des cas à gauche de cet os, au niveau des deuxième, troisième et quatrième espaces intercostaux.

On peut donner, de ces différentes localisations quelques explications. Le ventricule gauche, en s'hypertrophiant, détermine un léger déplacement du cœur qui tend à s'abaisser. L'orifice aortique ne répond plus à son point de projection normal sur la paroi thoracique. Constantin Paul a d'ailleurs signalé cet abaissement du cœur de 1 à 3 centimètres, la pointe descendant dans le sixième espace intercostal et se rapprochant de plus en plus de la ligne axillaire. On peut aussi admettre que le cœur, plus volumineux qu'à l'état normal, s'est rapproché du sternum qui, comme un corps dur, propage le souffle aortique. Cette hypothèse est vraie quand on entend le souffle dans le quatrième espace intercostal, au bord gauche du sternum.

Mais, comme l'a parfaitement démontré Marqueyrol dans une thèse inspirée par M. le professeur Teissier, le souffle diastolique de la base, important au point qu'on a voulu en faire un signe pathognomonique de l'insuffisance aortique, peut cependant être absent. Gerhardt aurait signalé deux cas de ce genre chez un athéromateux et un jeune malade atteint d'endocardite rhumatismale. Timofejew cite aussi de nombreux cas de disparition de ce souffle. L'intensité du souffle paraît être d'ailleurs en raison inverse du degré de l'insuffisance, à tel point que le souffle peut manquer dans les grandes insuffisances, car les valvules ne peuvent plus déterminer aucune vibration.

Nous rappellerons enfin l'existence d'un souffle systolique dont le maximum d'intensité se perçoit au foyer d'auscultation aortique. Ce bruit est rude, râpeux, parfois musical quand il existe des rugosités sur les valvules aortiques, ou doux s'il s'agit d'une légère endocardite. Il est prolongé, occupe le petit silence, et cesse lors de l'apparition du deuxième bruit. Il se propage enfin vers les vaisseaux du cou suivant la direction du courant sanguin. Regardé souvent comme un symptôme pathognomonique de rétrécissement, il témoigne surtout de l'existence de lésions valvulaires déterminant consécutivement une insuffisance aortique.

Que deviennent ces manifestations dans la double lésion orificielle? Le souffle diastolique est constant, mais présente des foyers de maximum variés. On le perçoit le plus souvent à gauche du sternum. Le souffle systolique se rencontre quelquefois.

Cohen-Solal prétend que l'auscultation du cœur ne présente rien de particulier dans le rétrécissement mitral et l'insuffisance aortique associés. Il est vrai que si l'on envisage séparément les signes de la lésion mitrale et de la lésion aortique, on remarque qu'ils ne présentent pas de modifications. Cependant nous estimons que le diagnostic différentiel des bruits de souffle perçus est souvent difficile, parfois même impossible : il faut tenir compte de nuances imperceptibles. De plus, ces bruits se propagent réciproquement vers les deux orifices, aortique et mitral : un bruit d'une forte intensité peut ainsi voiler un bruit faible et doux. Aussi, dans bien des cas, ne reconnaît-on que la présence d'un seul bruit, du rythme mitral généralement, et méconnaît-on l'existence du bruit aortique. Ces difficultés d'un diagnostic basé sur les données de l'auscultation prouvent suffisamment l'importance que l'on doit dès lors accorder à l'hypertrophie cardiaque comme signe révélateur de la coexistence d'une insuffisance aortique avec un rétrécissement mitral.

## OBSERVATION XIV

(Communiquée par M. le professeur Teissier.)

Diagnostic clinique. — *Maladie mitrale. — Phénomènes gastriques, symptomatiques d'une maladie de Hodgson. — Phénomènes convulsifs. — Erythème noueux aux deux jambes.*

Diagnostic anatomique. — *Rétrécissement mitral. — Orifice aortique insuffisant. — Ventricule gauche hypertrophié. — Oreillette gauche dilatée et hypertrophiée.*

M..., Marie, cinquante-neuf ans, tailleuse d'habits, entrée le 19 juin, salle des 4e Femmes, lit n° 21, décédée le 29 juillet 1898.

Aucun renseignement sur les antécédents héréditaires et personnels. La mémoire de la maladie est très affaiblie. Du reste, il y a deux jours, elle ne put retrouver seule son logis et dut errer pendant quarante-huit heures dans les rues. La veille de son entrée à l'hôpital, elle aurait pris quatre ou cinq crises convulsives.

*Examen du cœur. — Palpation.* — La pointe bat dans le sixième espace intercostal, à un travers de doigt en dehors de la ligne mamelonnaire. Choc musculaire exagéré, tantôt étalé, tantôt bien limité et donnant alors la sensation de choc en dôme. En même temps, on perçoit à la pointe un léger frémissement diastolique et systolique. A la base, ce frémissement diastolique s'exagère et donne un frémissement un peu râpeux, très net. Battements au creux épigastrique, irréguliers mais tranquilles.

*Auscultation.* — A la pointe, on constate un souffle systolique, se prolongeant pendant tout le petit silence ; ce souffle est de timbre doux, voilé bien qu'assez intense. Il se propage dans l'aisselle et même dans le dos en arrière; en avant, il se propage jusqu'à l'appendice xiphoïde, mais cesse, au contraire, très rapidement à 3 ou 4 centimètres au-dessus et en dehors de la pointe, c'est-à-dire dans la direction de la base. Au foyer d'auscultation apexien, le second bruit est râpeux, traînant, parfois même un peu dissocié.

Au fur et à mesure que l'on ausculte dans la direction des foyers de la base, on perçoit nettement un souffle diastolique de timbre râpeux dur, dont la fin cependant est humée. Ce souffle s'entend bien du côté des vaisseaux du cou, mais son maximum se perçoit le long du bord gauche du sternum et dans la direction de la pointe. On le retrouve également dans le dos.

Battements des vaisseaux du cou. Pas de battements aortiques dans le creux sus-sternal. Pas de pouls veineux des jugulaires.

*Pouls.* — Battements irréguliers, faibles, incomptables.

*Poumons.* — Respiration normale; pas de toux ni d'expectoration.

Foie un peu abaissé, douloureux à la palpation.

Pas d'œdème des jambes.

Douleurs épigastriques constantes. Appétit diminué, pas de vomissements.

Vertiges fréquents. Crises convulsives sur lesquelles il est impossible d'obtenir aucun renseignement. Intelligence et mémoire très diminuées. La malade pleure aisément.

*Urines.* — Léger disque d'albumine.

9 juillet. — Depuis trois jours la malade présente à la partie externe du dos du pied gauche et à la partie postéro-interne du talon gauche une plaque rouge tuméfiée, douloureuse, probablement de nature rhumatismale.

29 juillet. — A 6 heures du soir, accès violent de dyspnée avec couleur violacée de la face et refroidissement. Nombreux râles humides dans la poitrine. Pouls fréquent et assez fort. Cœur accéléré. Les bruits et les souffles restent perceptibles et distincts. Application de ventouses sur

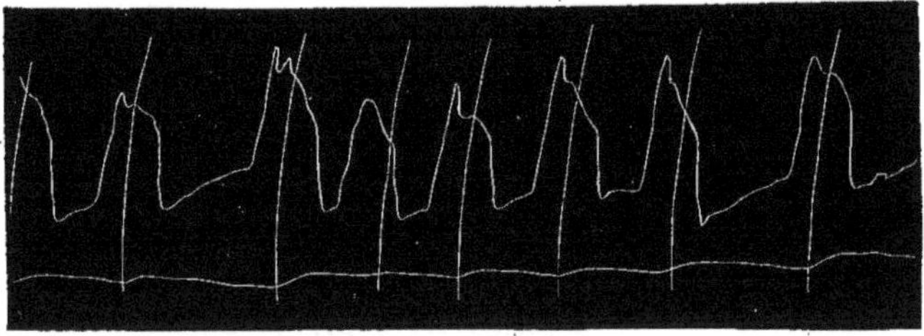

Sur le tracé cardiographique (tracé supérieur) l'accident présystolique est peu accentué. Systoles inégales Ondulations de la ligne ascendante. Le tracé sphygmographique se rapproche du type mitral, petitesse, irrégularité tension faible. A noter le contraste qui existe entre le type aortique du tracé supérieur et le type mitral du tracé inférieur.

le thorax, inhalation d'oxygène, piqûre de caféine. Le pouls et le cœur deviennent très irréguliers ; la malade succombe trente minutes après l'apparition de ces symptômes. Pas de crachats hémoptoïques.

*Autopsie.* — Le poumon est très dilaté, gorgé d'air, et reste dilaté après la coupe. Emphysème très marqué.

Poumon droit : 560 grammes. Poumon gauche : 430 gr.

*Cœur.* — Poids, 400 grammes, sans les oreillettes.

Oreillette gauche dilatée et hypertrophiée.

Orifice mitral rétréci en doigt de gant, museau de tanche plongeant dans le ventricule gauche, laissant à peine passer le petit doigt.

Orifice aortique nettement insuffisant à l'épreuve de l'eau. Pas de lésions sur les valvules, sauf quelques végétations rétractées au niveau des nodules d'Arantius.

Ventricule gauche hypertrophié, paroi de 1 cm. 5 d'épaisseur, sans dilatation.

Cœur droit peu volumineux; pas de lésion orificielle.

Aorte étudiée sur la crosse et sur la portion descendante : plaques d'athérome surtout à l'origine de la sous-clavière gauche, deux plaques d'athérome entre l'origine de l'aorte et le tronc brachio-céphalique d'une largeur de 1 centimètre.

Artère pulmonaire normale.

*Foie.* — Poids, 1750 grammes. Cirrhose cardiaque typique.

*Rate.* — Poids, 190 grammes.

*Reins.* — Chacun pèse 130 grammes ; congestion, décortication facile de la capsule.

## OBSERVATION XV

(Communiquée par M. le professeur Teissier.)

Diagnostic clinique. — *Rhumatisme articulaire aigu.* — *Rétrécissement mitral.* — *Asystolie.* — *Pleurésie droite.*

Diagnostic anatomique. — *Endocardite mitrale : rétrécissement et insuffisance.* — *Endocardite aortique avec léger degré d'insuffisance.* — *Infarctus emboliques pulmonaires.* — *Pleurésie droite.* — *Foie cardiaque.* — *Reins congestionnés.* — *Lithiase biliaire vésiculaire et hydropisie de la vésicule.*

M..., Marguerite, trente-huit ans, typographe, entrée le 12 juin 1900, morte le 15 juillet de la même année.

Père albuminurique, mère atteinte d'un catarrhe pulmonaire.

*Antécédents personnels.* — Réglée à treize ans, toujours régulièrement. A treize ans, rhumatisme polyarticulaire aigu, très douloureux, qui dura trois semaines. A vingt ans, essoufflement sous l'influence des efforts, palpitations, pieds un peu enflés. A vingt-cinq ans, première grossesse très pénible, jambes enflées, toux, dyspnée, expectoration sanglante. Deux autres grossesses normales ensuite. A trente et un ans, nouvelle atteinte de rhumatisme articulaire qui dura trois semaines. Il y a trois ans, nouvelle atteinte qui dura huit jours.

Depuis le mois de janvier dernier, la malade était fatiguée et dut interrompre plusieurs fois ses occupations, toussait et crachait un peu. Palpitations fréquentes, dyspnée d'effort facile. Digestions lentes, pesanteur après le repas.

Il y a huit jours, douleur dans la hanche gauche, gêne de la marche, fièvre, céphalée, anorexie. Depuis hier, douleur au pied et à la tibio-tarsienne du côté gauche, et au coude gauche.

*Actuellement :* Etat général assez bon, phénomènes articulaires peu accentués, légère douleur à la pression au niveau de la hanche, et du dos ou du pied gauche Mouvements de l'avant-bras gauche un peu pénibles. Pas de gonflement péri-articulaire. Léger degré d'œdème latent prétibial. Langue sèche et saburrale. Abdomen un peu ballonné. Foie débordant d'un travers de doigt le rebord costal, palpation un peu douloureuse.

*Examen du cœur.* — La pointe bat dans le cinquième espace à deux travers de doigt en dehors de la ligne mamelonnaire. Pas de battements épigastriques.

A la palpation, on perçoit des battements très rapides, le choc est net et se trouve précédé ou accompagné d'un petit frémissement.

*A l'auscultation,* roulement diastolique net, exagération de l'éclat du premier bruit. Les bruits sont très rapides, inégaux. On ne peut percevoir de dédoublement du deuxième bruit.

Le pouls est petit presque incomptable, très inégal, avec des pulsations presque avortées. 160 pulsations à la minute.

*Examen des poumons.* — En avant, submatité à gauche avec diminution des vibrations ; quelques sibilances dans les respirations très profondes des deux côtés ; à gauche expiration un peu soufflante.

En arrière : au sommet, mêmes signes qu'en avant ; aux deux bases, respiration un peu granuleuse.

T. = 39°5. Urine colorée, fébrile, ni sucre, ni albumine.

23 juin. — Pouls rapide et bigéminé. On supprime la digitale administrée depuis deux jours.

5 juillet. — La malade est en asystolie. Gros œdème des membres inférieurs. Phlébite variqueuse du membre inférieur droit. Dyspnée vive. Un peu de fièvre. Pouls très rapide, irrégulier. On constate les signes d'une pleurésie droite : matité à la base, diminution des vibrations, souffle léger, égophonie, pectoriloquie aphone.

7 juillet. — Par la thoracentèse on retire 1200 grammes de liquide séro-fibrineux. Expectoration rosée et mousseuse, assez abondante.

9 juillet. — Anasarque, dyspnée très vive. Expectoration sanglante ; crachats composés de sang pur. Au cœur : embryocardie.

13 juillet. — 88 pulsations. Refroidissement des extrémités. Température supérieure à 40 degrés. Au cœur, rythme à trois temps.

*Autopsie.* — Cavité péricardique normale.

Cœur volumineux, les cavités droites et l'oreillette gauche sont remplies de sang. La section des veines pulmonaires donne issue à une grande quantité de sang noir. L'oreillette gauche est ouverte. On constate que ses parois sont épaissies notablement et que sa cavité renferme des caillots anciens.

Orifice mitral rétréci, rigide, ne permettant l'introduction que d'un seul doigt. Les deux valves sont accolées par leurs extrémités et forment un anneau inextensible assez épais, de coloration rouge noirâtre, de surface irrégulière, granuleuse.

L'orifice aortique est soumis à l'épreuve de l'eau qui démontre son insuffisance.

Les valvules sigmoïdes de l'aorte ou du moins deux d'entre elles particulièrement présentent des lésions d'endocardite récentes, elles sont épaissies, indurées, irrégulières.

L'orifice mitral examiné après ouverture du ventricule gauche montre que les valves maintenues en place sur des piliers rétractés forment un infundibulum. Les cavités droites sont dilatées. On fait pénétrer trois doigts à travers l'orifice tricuspidien.

L'artère pulmonaire est un peu dilatée, mais sans lésions.

Reins congestionnés, œdémateux. Leur substance corticale a une coloration un peu jaunâtre. Pas d'adhérences de la capsule.

## OBSERVATION XVI

(Communiquée par M. le professeur Teissier.)

Diagnostic. — *Gros cœur rhumatismal. — Insuffisance et rétrécissement aortique. — Insuffisance et rétrécissement mitral. — Claquement d'ouverture de la mitrale. — Délire cardiaque par insuffisance hépatique. — Cirrhose cardiaque.*

F... Marie, vingt-huit ans, gantière, salle d'isolement, lit n° 2, née à Plats (Ardèche). Entrée le 28 décembre 1897. Sortie le 31 décembre 1897. Rentrée le 10 janvier 1898. Morte le 5 mars 1898.

Rien d'intéressant dans les antécédents héréditaires ni collatéraux.

La malade n'aurait jamais joui d'une bonne santé que jusqu'à l'age de treize à quatorze ans. A cette époque, quelque temps avant l'établissement de la menstruation, elle fut prise d'une attaque de rhumatisme articulaire aigu localisé surtout aux chevilles et aux poignets.

Depuis lors, elle fut facilement atteinte de palpitations cardiaques et de dyspnée au moindre effort. Elle fut également très nerveuse et impressionnable, pleurant facilement, mais n'ayant jamais pris de véritables crises nerveuses.

Réglée assez irrégulièrement, quelquefois avec de très longs retards. Actuellement la malade entre dans le service, se plaignant surtout de faiblesse, de dyspnée et de palpitations.

A l'examen du cœur, on note que la pointe bat dans le cinquième espace sur la ligne mamelonnaire. A ce niveau, à l'auscultation, souffle présystolique se continuant pendant toute la durée de la systole. Deuxième bruit semblant normal quoique un peu éclatant ; il est suivi par moments d'un bruit surajouté diastolique, remarquablement éclatant et sec et qui a tous les caractères du claquement d'ouverture de la mitrale.

A la base, le dédoublement du bruit n'est pas net, il est difficile de se prononcer définitivement sur lui. Il existe un léger degré de frémissement cataire semblant présystolique.

Cœur irrégulier, rapide. 116 pulsations. Pouls petit et irrégulier.

*Poumons.*— Sonorité thoracique normale, diminuée aux deux bases. A ce niveau, exagération légère des vibrations. A l'auscultation, râles humides, fins, à maximum inspiratoire ne s'entendant même presque pas dans l'expiration.

Toux peu abondante. Expectoration nulle. Pas d'hémoptysies.

Appareil digestif. Appétit diminué. Pas de vomissements. Constipation légère, abdomen ballonné.

Un peu d'œdème des membres inférieurs. Teint légèrement cyanosé et terreux. Réflexes rotuliens un peu exagérés, sensibilité normale.

T. = 36,6. Urines, pas d'albumine.

30 décembre. — La malade étant reposée, on constate ce matin à la base, dans le deuxième espace intercostal droit, un double souffle, un bruit de va-et-vient systolique et diastolique.

1er janvier. — Malade en résolution complète, dans le décubitus dorsal, après une nuit affreuse et une tentative de fuite. Les yeux sont ouverts, le regard perdu mais changeant, pupilles dilatées, flaccidité complète des membres, anesthésie ; la piqûre n'est sentie nulle part.

Pupilles mobiles, légèrement sensibles à la lumière. Un peu d'albuminurie.

10 janvier. — La malade rentre aujourd'hui. La famille consultée affirme qu'il n'y a jamais eu de mentaux dans les antécédents héréditaires.

Délire complet depuis l'entrée. Persistance des signes cardiaques,

23 janvier. — Le délire n'a pas cessé, alimentation impossible.

21 février. — Devant l'intensité des phénomènes de délire, la malade est envoyée à l'isolement. Elle a cependant un délire calme, quoique quelquefois un peu bruyant.

23 Février. — Un peu d'œdème du membre supérieur droit. Troubles psychiques moins accentués. Incontinence d'urine.

5 mars. — Etat général très grave ce matin. Abattement. Délire calme. Morte à 11 heures du matin.

*Autopsie.* — 6 mars 1898. (Avec points de repère pour l'oreillette gauche.)

Cœur, 310 grammes sans les oreillettes. Insuffisance et rétrécissement aortiques. Insuffisance et rétrécissement mitral, ce dernier très marqué, admettant à peine un seul doigt.

Foie, 1350 grammes, type de la cirrhose cardiaque. Rate, 170 grammes.

Poumons : droit, 380 grammes, gauche, 320 grammes, un peu congestionnés. Reins n'ayant pas l'air malade.

Grande quantité de liquide louche dans le péritoine avec du pus franc dans le petit bassin, au niveau du péritoine pelvien. Pas de point de départ de ce pus dans les organes avoisinants.

## OBSERVATION XVII

(Communiquée par M. le professeur Teissier.)

Diagnostic. — *Dilatation aortique. Insuffisance aortique.* — *Rétrécissement mitral.*

Fr. Victorine, trente-deux ans, journalière, entrée le 20 mars, sortie le 10 juin 1894.

Rien à signaler dans les antécédents héréditaires.

Réglée à quinze ans, toujours régulièrement, a un enfant bien portant.

Aucun antécédent pathologique personnel. Rougeole seulement à cinq ans. Pas d'alcoolisme. Jamais d'accidents syphilitiques. Pas de rhumatisme ni d'autre affection aiguë. Pas de traumatisme.

L'affection actuelle a débuté il y a trois ans environ. A ce moment apparurent des troubles névropathiques vagues, sensation de pesanteur dans les lombes, fatigue générale, céphalée, insomnies, mauvaises digestions, inappétence. Les signes d'épuisement nerveux s'aggravèrent ensuite, crises hystériformes incomplètes, sans perte de connaissance. Apparurent alors des palpitations de cœur survenant au moindre effort et souvent accompagnées d'essoufflement. Œdème des malléoles à diverses reprises. Quelques troubles urinaires, polyurie intermittente, urines décolorées.

Actuellement : état général bon, ni amaigrissement, ni anémie. Troubles névropathiques, vives douleurs abdominales et lombaires survenant dans la station verticale et soulagées par la sangle abdominale. Troubles digestifs. Palpitations de cœur. Céphalée frontale, insomnie et faiblesse au réveil. Pas de diminution de la mémoire. Pas de troubles de la sensibilité générale ou spéciale. Exagération du réflexe rotulien, abolition des réflexes plantaire et pharyngé. Blépharospasme. Vertiges fréquents.

Troubles digestifs : inappétence, éructations continuelles, ni fétides, ni acides. Constipation. Pas de vomissements. Douleurs épigastriques à la pression. Estomac dilaté, clapotement.

*Examen du cœur.* — La pointe bat dans le sixième espace intercostal gauche, un peu en dehors du mamelon. Les battements sont très forts et transmis à l'épigastre. La matité précordiale est un peu augmentée, cylindroïde. La matité aortique dépasse légèrement le bord droit du sternum.

*A l'auscultation.* — Au foyer aortique, on perçoit un souffle diastolique intense et prolongé, d'un timbre assez doux. Il se propage nettement vers l'appendice xiphoïde et s'entend, très atténué, dans toute la région précordiale et le long de la colonne vertébrale. Le premier bruit est rude et râpeux, parfois soufflant.

A l'appendice xiphoïde on perçoit un rythme à trois temps peu net.

A la pointe, le premier bruit est éclatant et fort. Le deuxième est soufflant.

Danse des artères, retard du pouls sur la systole ventriculaire. Pouls de Corrigan. Double souffle de Duroziez. Pouls capillaire peu net. Les artères ne sont pas athéromaseuses. Pas de signe de Müller. Pas d'arythmie.

Les urines claires contiennent un anneau net d'albumine.

31 mars. — Double souffle au foyer aortique.

3 avril. — Souffle présystolique et souffle diastolique au foyer aortique.

9 avril. — Disparition du pouls de Corrigan. Léger frémissement présystolique à la pointe. Roulement présystolique, dédoublement du deuxième bruit. Léger souffle post-systolique. La matité aortique dépasse d'un bon travers de doigt le bord droit du sternum. Foyer de battements nets dans le deuxième espace intercostal droit. Retard entre cette pulsation et celle de la carotide gauche.

3 mai. — Au cœur, on entend un souffle présystolique, plutôt un roulement, mais on n'entend pas de dédoublement du deuxième bruit.

15 mai. — A deux travers de doigt au-dessus du sternum, dans l'aorte descendante, on perçoit nettement un double souffle.

28 mai. — La matité aortique dépasse de deux travers de doigt le bord droit du sternum. On entend le dédoublement du second bruit; la deuxième partie du dédoublement est plus accentuée au foyer aortique.

## OBSERVATION XVIII

(Communiquée par M. le médecin major Niclot.)

Diagnostic. — *Rétrécissement mitral. Insuffisance aortique. Hypertrophie cardiaque.*

Cl..., Pierre, étudiant en médecine, vingt et un ans, soldat de 2e classe au 2e régiment de zouaves, entré le 21 novembre 1901 à l'hôpital Desgenettes, salle 18, lit n° 5. Taille 1 m. 76. Poids, 62 kilogrammes.

*Antécédents héréditaires.* — Père mort, il y a vingt ans, d'un anévrisme de l'aorte. Mère souffrant d'une cardiopathie probable, mais non déterminée. Grands-parents paternels et maternels morts d'affections cardiaques.

*Antécédents personnels.* — Bronchites fréquentes vers l'âge de trois ans, rhumes fréquents jusqu'à l'âge de dix-huit ans. Méningite. Rougeole deux fois. Scarlatine. Oreillons. Appendicite à quatorze ans. Rhumatisme articulaire suivi de péricardite. A quatorze ans, hypertrophie cardiaque, qui s'atténue peu à peu jusqu'à dix-huit ans. Alors apparut l'insuffisance aortique dont se plaint le malade, et dont il souffre réellement depuis trois mois.

*Histoire de la maladie.* — Au début, violentes palpitations dans les efforts. Fatigue occasionnée par l'exercice de la bicyclette, la danse et la chasse. Un médecin consulté prescrivit un repos absolu et du bromure de potassium, et diagnostiqua une insuffisance aortique. Le souffle de la lésion aortique avait à peu près disparu après quelques mois de ce régime, et ne se retrouvait qu'après la fatigue. Le malade ne se présenta pas au conseil de revision pour être incorporé d'office dans un régiment. Mais depuis le mois de juin son état s'aggrava; il se vit obligé de supprimer vin, café, exercices violents. A son arrivée au corps, il fut envoyé à l'hôpital militaire de Villemanzy, puis à l'hôpital Desgenettes.

*Etat actuel.* — Pas de palpitations au repos; après la marche, palpitations et dyspnée d'effort. Facies pâle, teinte cyanosée des mains. Céphalées, vertiges, étourdissements, cauchemars. Bourdonnements d'oreilles, sensation de mouches volantes, phosphènes. Eblouissements : le malade resterait pendant vingt ou trente secondes, entendant ce que l'on dit, ayant conscience de ce qui se passe autour de lui, sans pouvoir parler ou se mouvoir.

Pas de crises gastralgiques.

*Examen du cœur.* — *Inspection.* Il existe une légère voussure précordiale qui s'accuse de plus en plus, au dire du malade. On voit aussi une légère ondulation qui débute au niveau de la pointe du cœur, se propage dans la région mésocardiaque et se termine au niveau du foyer pulmonaire.

*Palpation.* — Le cœur ébranle fortement la paroi sur une large surface, mais ne donne pas nettement la sensation de choc en dôme. L'impulsion de la pointe est forte, présystolique et précède la diastole impulsive de l'artère radiale. A la pointe on perçoit un frémissement cataire présystolique. La pointe du cœur bat dans le cinquième espace intercostal gauche, à deux travers de doigt au-dessous du mamelon, un peu en dehors de la ligne mamelonnaire.

*Percussion.* — Légère hypertrophie cardiaque. Matité cardiaque un peu augmentée verticalement et transversalement.

*Auscultation.* — A la pointe, on perçoit un roulement présystolique intense, limité. Pas de souffle d'insuffisance mitrale. Après le deuxième bruit, on entend un souffle diastolique léger. A l'orifice aortique, le second bruit est éclatant. Il est suivi d'un souffle humé, aspiratif qui se propage le long du bord droit du sternum. Mais on le perçoit beaucoup plus distinctement le long du bord gauche de cet os. Ce souffle diastolique s'exagère dans la position assise, et surtout dans la station debout.

*Appareil circulatoire périphérique.* — Au cou, danse des artères. Le pouls est régulier, assez ample, un peu dicrote, n'augmentant pas d'amplitude avec l'élévation du bras. Pouls de Corrigan léger, pas de pouls capillaire. Pas de double souffle de Duroziez. 68 pulsations à la minute.

*Appareil respiratoire.* — Respiration facile; pas de toux, pas d'expectoration.

Pas de troubles digestifs. Foie normal. Quelques hémorrhoïdes. 1500 grammes d'urine en vingt-quatre heures; coloration normale; ni sucre, ni albumine.

## OBSERVATION XIX

(Communiquée par M. le professeur Teissier.)

Diagnostic. — *Plusieurs attaques de rhumatisme articulaire aigu. — Rétrécissement mitral. — Péricardite. — Insuffisance aortique fonctionnelle. — Phénomènes de neurasthénie réflexe.*

G..., Hélène, trente-sept ans, domestique, entrée le le 15 octobre 1897, sortie le 28 mai 1901 (Entrée au Perron).

*Antécédents personnels.* — Règles à onze ans, rougeole dans l'enfance, fréquentes angines à répétition. A dix-sept ans, première attaque de rhumatisme articulaire aigu, toutes les articulations furent prises et la malade dut s'aliter un mois. A vingt ans, nouvelle attaque rhumatismale après une angine. Bronchites fréquentes, essoufflement, oppression après le moindre effort. A vingt trois ans, nouvelle attaque de rhumatisme, la malade entre à l'hôpital, dans le service de M. Molière, où on constate un rétrécissement mitral. En novembre 1893, angine, poussée rhumatismale. La malade est admise dans le service de M. le professeur Teissier.

A son entrée ; douleur et gonflement articulaires, marqués aux membres inférieurs et aux articulations de la colonne vertébrale.

Appétit diminué, troubles digestifs, douleur, ballonnement du ventre après le repas, nausées, constipation.

Symptômes de neurasthénie.

*Examen du cœur.* — On trouve les signes classiques d'un rétrécissement mitral : roulement diastolique, souffle présystolique, dédoublement du deuxième bruit.

Douleur vive au niveau de la région précordiale, sensation de constriction atroce.

Aux symptômes du rétrécissement mitral s'ajoutent de nouveaux signes annonçant la présence d'une péricardite ou d'une insuffisance aortique. A la main, on constate très nettement l'existence d'un frémissement vibratoire, et l'oreille appliquée en ce point perçoit un frottement péricardique très distinct. Ce frottement est double et donne la sensation d'un bruit de va-et-vient. A la base : souffle diastolique d'abord doux, humé, mais qui atteint bientôt une intensité telle que, quelques jours après, on l'entend nettement dans le dos.

Deuxième bruit du cœur sensiblement affaibli. Pouls capillaire peu marqué, double souffle crural.

Juin 1894. — Nouvelle poussée de péricardite : frottements, le souffle diastolique qui avait à peu près cessé de se faire entendre reparaît. Lors du Congrès de médecine interne, le professeur Potain n'entend plus ni frottements ni souffle diastolique, mais constate nettement le rétrécissement mitral.

22 mai 1897. — La malade se plaint de sentir son cœur, d'avoir de l'éréthisme cardiaque, sensation de constriction thoracique, de douleur intercostale, tachycardie, 120.

Bruit de souffle mésosystolique à la base avec toujours éclat intense du deuxième bruit.

20 novembre. — Poussée d'urticaire à maximum au niveau des membres inférieurs.

18 décembre. — On constate ce matin un petit souffle extracardiaque systolique sur le bord gauche de la matité cardiaque. Roulement présystolique très marqué à la pointe.

15 janvier 1898. — Au cœur, au niveau du foyer aortique, petit frémissement péricardique. Erythème des jambes. Etat neurasthénique très marqué,

22 janvier. — Dédoublement du second bruit à précession pulmonaire.

22 octobre. — Pression artérielle : 17 centimètres (mercure).

28 janvier 1901. — Rythme mitral très net. Eclat du deuxième ton aortique.

## OBSERVATION XX

(Communiquée par M. le professeur Teissier.)

Diagnostic. — *Diathèse urique. — Aortite avec léger degré d'insuffisance aortique. — Rétrécissement mitral concomitant. — Hypertrophie gauche. — Phénomènes d'ischémie et de paralysie droite.*

L.,. Suzanne, cinquante-huit ans, lingère, entrée le 27 novembre 1890.

Règles à onze ans ; ménopause à 55. Pas de maladies dans l'enfance. Depuis la ménopause, les mains et les pieds enflent le matin au réveil. Malaises gastriques. Palpitations temporaires.

Au mois de mars 1890, la malade se trouve mal, a du vertige, perd connaissance pendant quelques minutes, éprouve une légère faiblesse dans la main droite.

A l'entrée à l'hôpital, elle ressent des palpitations, éprouve des vertiges et se plaint de douleurs de tête. Durant la journée, elle a la sensation de brouillard devant les yeux et le soir de la diplopie.

*Examen du cœur.* — La pointe bat daus le sixième espace intercostal à deux travers de doigt en dehors de la ligne mamelonnaire. La matité déborde d'un travers de doigt le bord droit du sternum. La pulsation cardiaque soulève tout l'espace intercostal jusqu'à l'appendice xiphoïde.

A la pointe, galop présystolique simulant le roulement. Dédoublement du deuxième bruit au niveau de l'orifice mitral. Souffle diastolique. Arythmie du cœur, deux révolutions cardiaques pour une pulsation radiale. Au niveau de l'appendice xiphoïde, dédoublement du deuxième bruit, Souffle doux, humé très prolongé.

*Grand déplacement de la pointe.* — Augmentation de la matité préaortique dépassant d'un travers de doigt le sternum.

Le pouls est irrégulier, non dur (88).

Retard carotidien apparent.

Pression artérielle : 14.

23 avril. — Pression artérielle : 14.

27 juillet. — La pointe du cœur bat dans le sixième espace en dehors du mamelon, on entend toujours un véritable rythme mitral.

## OBSERVATION XXI

(Communiquée par M. le professeur Teissier.)

Diagnostic. — *Ancien rhumatisme articulaire aigu. — Rétrécissement mitral. — Insuffisance aortique. — Péricardite limitée à la base sus le bord gauche du sternum.*

C..., Claudine, quarante-huit ans, repasseuse.

Père mort d'affection indéterminée (monoplégie brachiale). Mère morte en asystolie.

Réglée à douze ans, toujours régulièrement. Mariée, a eu quatre enfants, dont deux morts, l'un de convulsions.

La malade travaillait beaucoup et était constamment exposée à l'humidité. A trente-quatre ans, première attaque de rhumatisme articulaire aigu qui débuta par la main gauche, puis se généralisa successivement aux membres inférieurs et à l'épaule et exigea un séjour au lit de trois mois. Deuxième attaque l'an dernier à la suite d'un refroidissement, moins prononcée que la première ; bronchite avec point de côté à la base gauche. La malade éprouve encore des douleurs vagues et présente des déformations des articulations phalangiennes à la main droite. Immédiatement après cette deuxième attaque, elle ressentit des palpitations de cœur, d'abord peu accentuées, puis augmentées à la suite de l'influenza dont elle fut atteinte au mois de janvier dernier. Toux depuis cette époque.

Au mois de juillet dernier, crise de suffocation manifestée par des battements de cœur très violents avec sensation d'asphyxie imminente et rejet d'une notable quantité de sang. Depuis, la malade n'a pas eu de nouvelle, hémoptysies, mais la toux est continuelle, avec de légers intervalles de rémission. Amaigrissement notable.

*Etat actuel.* — Etat général assez bon ; anémie peu prononcée, bien que les téguments soit pâles. Pas d'œdème des jambes.

Troubles digestifs peu marqués. Digestions longues et pénibles, suivies d'éructations abondantes.

*Troubles nerveux.* — Vertiges, étourdissements, bourdonnements d'oreilles.

Toux. — Palpitations de cœur.

*Examen du cœur.* — *Palpation.* — Il existe un frémissement cataire assez net, présytolique à la pointe. Celle-ci bat dans le sixième espace intercostal, au-dessous du mamelon.

*Percussion.* — Augmentation de la matité cardiaque.

*Auscultation.* — A la pointe, on perçoit un roulement présystolique très accentué, peut-être même un souffle systolique. Dédoublement du deuxième bruit perçu surtout à la région mésocardiaque. A mesure qu'on se rapproche du sternum, le deuxième bruit du dédoublement fait place à un souffle qui augmente d'intensité quand on ausculte vers le foyer aortique où il atteint son maximum. A la base, il existe un frottement très rude aux deux temps, surtout au premier, augmentant par la pression du stéthoscope, et quand on fait asseoir le malade, sans propagation et très limité. Au foyer aortique, on entend un souffle au deuxième temps, il en existe aussi un léger au premier.

Battements des carotides. Double souffle de Duroziez. Pouls capillaire. Retard du pouls carotidien.

Pouls lent et ayant une impulsion assez forte.

Le poumon ne présente rien de particulier. Le foie n'est pas gros. Urines normales.

# CHAPITRE VI

## VALEUR SÉMÉIOLOGIQUE DES SIGNES PÉRIPHÉRIQUES

L'examen de la circulation périphérique fournit en clinique des renseignements utiles pour le diagnostic des affections valvulaires du cœur. Ainsi, l'insuffisance aortique présente un ensemble symptomatique qui lui appartient en propre. Le rétrécissement mitral possède de même des signes vasculaires relevant directement de l'action de cette lésion sur la circulation. Nous devons donc nous demander quelles seront les modifications apportées par l'association de ces deux lésions dans l'état du pouls, de la pression artérielle et dans l'existence de ces signes périphériques désignés sous le nom de double souffle crural de Duroziez, double ton de Traube, pouls capillaire, etc.

La plupart des auteurs classiques, MM. Maurice Raynaud, Potain et Rendu principalement, sont d'avis que la majorité de ces signes sont amendés ou même disparaissent complètement dans la double lésion.

MM. Tripier et Devic, dans leur article de séméiologie cardiaque, enseignent également que si, durant l'évolution d'une insuffisance aortique, on ne trouve aucun des signes périphériques de cette lésion, ou du moins si l'on constate l'absence de certains d'entre eux, on est en droit de conclure qu'une autre lésion valvulaire est venue s'adjoindre à la précédente et modifier ainsi le tableau symptomatique classique de la maladie de Corrigan.

Cohen-Solal a cherché à établir quelles relations pouvaient bien exister entre la présence ou l'absence de ces signes et le degré du rétrécissement mitral combiné à la lésion aortique. Comparant les résultats anatomo-pathologiques et les symptômes cliniques perçus pendant la vie, cet auteur arrive à la conclusion suivante : « Tant qu'il n'y a pas de rétrécissement mitral, le tableau de l'insuffisance aortique est au complet ; dès que la sténose de l'orifice auriculo-ventriculaire apparaît, les signes périphériques de la lésion aortique perdent de leur netteté, et quand le rétrécissement mitral se précise, ces derniers disparaissent. »

Afin de nous rendre compte de ces modifications, nous avons pensé qu'il serait intéressant de mettre en parallèle les signes fournis par l'examen de la circulation et le degré de la sténose constaté à l'autopsie. Les observations ci-dessous mentionnées signalent la persistance de certains signes périphériques coïncidant avec un rétrécissement mitral léger :

### Observation VI

(Communiquée par M. le professeur Teissier.)

**Signes périphériques.** — Pouls radial bondissant. Double souffle de Duroziez.

**Lésion valvulaire.** — Mitrale insuffisante, offrant un gros nodule près de son bord gauche et également rétrécie.

**Observations résumées in thèse de Cohen-Solal.**

OBSERVATION VIII

**Signes périphériques.** — Pouls bondissant et défaillant.
**Lésion valvulaire.** — Orifice mitral non rétréci ; rétrécissement relatif dû à un refoulement de la grande valve mitrale par une tumeur des sigmoïdes aortiques.

OBSERVATION XII

**Signes périphériques.** — Pouls capillaire, double souffle crural.
**Lésion valvulaire.** — Rétrécissement mitral léger, simple épaississement de la valve antérieure.

OBSERVATION XIII

**Signes périphériques.** — Pouls sous unguéal, double souffle crural, pouls bondissant.
**Lésion valvulaire** — Rétrécissement mitral léger permettant le passage d'un doigt.

OBSERVATION XVIII

**Signes périphériques** — Double souffle crural, pouls grandissant par l'élévation du bras.
**Lésion valvulaire.** — Rétrécissement mitral très léger ; deux doigts s'engagent à travers l'orifice.

OBSERVATION XIX

**Signes périphériques.** — Double souffle crural
**Lésion valvulaire.** — Incrustation de l'anneau mitral, rétrécissement relatif.

Les observations suivantes signalent l'absence de signes périphériques, mais la présence du pouls mitral classique, coïncidant avec un rétrécissement serré de l'orifice auriculo-ventriculaire.

**Observations communiquées par M. le professeur Teissier.**

OBSERVATION XIV

**Signes périphériques.** — Pouls faible, irrégulier, incomptable. Pas de signes périphériques d'insuffisance aortique.

**Lésion valvulaire.** — Orifice mitral rétréci laissant à peine passer le petit doigt.

Observation XV

**Signes périphériques.** — Pouls petit, inégal, incomptable, avec des pulsations presque arrêtées. Aucun signe périphérique d'insuffisance aortique.

**Lésion valvulaire.** — Orifice mitral rétréci ne permettant l'introduction que d'un seul doigt.

Observation XVI

**Signes périphériques.** — Pouls petit et irrégulier.

**Lésion valvulaire.** — Rétrécissement mitral très marqué n'admetmettant qu'un seul doigt et à peine.

Observation XI

**Signes périphériques.** — Pouls radial, rapide, irrégulier, sans tension.

**Lésion valvulaire.** — Certain degré de rétrécissement mitral.

Observation XII

**Signes périphériques.** — Pouls régulier, de tension moyenne, battements visibles des artères du cou, puis pouls petit.

**Lésion valvulaire.** — Orifice mitral infundibuliforme permettant à peine l'introduction du petit doigt.

**Observations résumées in thèse de Cohen-Solal.**

Observation XI

**Signes phériphériques.** — Pouls radial, petit, filiforme, irrégulier.

**Lésion valvulaire.** — Rétrécissement mitral serré admettant à peine l'extrémité du doigt.

Observation XIV

**Signes périphériques.** — Pas de signes périphériques.

**Lésion valvulaire.** — Rétrécissement mitral admettant le petit doigt.

Observation XV

**Signes périphériques.** — Aucun signe d'insuffisance aortique.

**Lesion valvulaire.** — Rétrécissement serré et calcaire de l'orifice mitral, n'admettant pas l'extrémité du doigt.

Observation XVII

**Signes périphériques.** — Pouls faible, bigéminé; pas de souffle crural.

**Lésion valvulaire.** — Rétrécissement mitral n'admettant pas un doigt.

Observation XX

**Signes périphériques.** — Pouls faible ; pas de signes périphériques.

**Lésion valvulaire.** — Rétrécissement mitral et rétrécissement tricuspidien.

Observation XVI

**Signes périphériques.** — Pouls bondissant, puis faible.

**Lésion valvulaire.** — Rétrécissement mitral laissant à peine passer un doigt.

M. Rendu, *Société médicale des hôpitaux, 1898.*

**Signes périphériques.** — Pouls radial petit, non bondissant, carotides non soulevées à la systole.

**Lésion valvulaire.** — Rétrécissement mitral serré et rétrécissement tricuspidien.

Forget, XL, *Des études cliniques.*

**Signes périphériques.** — Pouls petit, irrégulier.

**Lésion valvulaire.** — Orifice mitral rétréci, froncé comme l'anus.

Klippel, *Bulletins de la Société anatomique de 1887.*

**Signes périphériques.** — Pouls petit et irrégulier.

**Lésion valvulaire.** — Orifice mitral ne laissant introduire que la moitié de la phalange.

Ce parallèle nous permet donc d'établir une conclusion identique à celle de Cohen-Solal. Chaque fois que dans une double lésion orificielle « rétrécissement mitral et insuffisance aortique », les signes périphériques de la lésion aortique sont au complet ou amendés, la sténose mitrale n'est point la lésion prédominante, son degré est relativement peu considérable. Mais si, après avoir constaté un ensemble symptomatique parfait de la maladie de Corrigan, on voit les signes périphériques devenir inconstants puis s'atténuer au point de disparaître enfin d'une façon complète, on est en droit d'affirmer que la lésion aortique a cédé le pas à la lésion mitrale, qui joue alors le rôle principal. Enfin une insuffisance aortique peut venir s'adjoindre à une sténose mitrale préexistante; si cette dernière est accentuée, la lésion aortique ne détermine aucune modification des caractères du pouls mitral et peut même passer inaperçue. On conçoit combien dans ce dernier cas le diagnostic peut être difficile.

L'explication de ces renseignements par l'examen périphérique réside évidemment dans la valeur quantitative de la colonne sanguine, qui pénètre de l'oreillette gauche dans le ventricule correspondant. Lorsque le rétrécissement de l'orifice mitral est minime, permettant par exemple à l'autopsie l'introduction de deux doigts, le courant sanguin qui fait irruption dans la cavité ventriculaire est encore puissant grâce à la force d'impulsion que lui imprime l'oreille gauche hypertrophiée. L'insuffisance aortique qui coexiste à cette période s'accompagne, en conséquence, de ses signes périphériques classiques. Mais si, à la suite de nouvelles poussées d'endocardite, l'orifice mitral tend à se rétrécir davantage, le débit sanguin fourni par l'oreillette diminue également d'une façon progressive. La lésion aortique devient dès lors silencieuse, ou du moins à peu près, l'hypertrophie du cœur trahissant seule son existence.

L'atténuation, la disparition des signes périphériques de la maladie de Corrigan présentent en réalité une valeur pronostique du plus haut intérêt. Elles permettent de prévoir l'apparition de phénomènes d'hyposystolie ou d'asystolie imminents, résultant de l'élévation de la pression sanguine dans la circulation intrapulmonaire d'abord, dans tout le système veineux ensuite, sous l'inflence directe de la sténose mitrale en voie d'aggravation.

L'étude de nos observations nous a permis de relever les symptômes périphériques suivants : danse des artères (X, XVII, XVIII, XXII); battements des carotides (XII, XIII, XIV, XXI, XXIII); pouls capillaire (XVII, XXI, XXII); double souffle de Duroziez (XI, VII, IX, X, XVII, XXI, XXII, XXV); double ton de Traube (VIII, XXIII, XXVI).

Ces symptômes, ainsi qu'on peut s'en rendre compte, ne se rencontrent pas également chez tous les malades, et chez un même malade ils apparaissent et disparaissent alternativement sous des influences particulières. Le degré de l'insuffisance aortique et de la sténose mitrale commande toutes ces variétés du tableau clinique.

Examinons maintenant les caractères du pouls, de la pression artérielle et des tracés cardiographiques et sphygmographiques dans la double lésion qui nous intéresse.

Dans la maladie de Corrigan à l'état isolé, le pouls se définit par les caractères suivants : il est large, fort, bondissant, dépressible et régulier. Son expansion diastolique, qui correspond à la systole cardiaque, frappe fortement et soulève le doigt qui palpe l'artère. Elle est de courte durée; car la paroi artérielle brusquement distendue revient rapidement sur elle-même puisque la colonne sanguine, qui lui est sous-jacente, reflue sur le cœur, et par suite ne lui fournit pas un appui suffisant.

Le pouls du rétrécissement mitral présente des caractères bien différents. Il est petit, faible, incomptable, ordinairement régulier, à moins qu'il n'existe en même temps un léger degré d'insuffisance de l'orifice sténosé. Ces qualités dépendent de la réplétion insuffisante de la cavité ventriculaire et du système artériel.

Dans la double lésion orificielle le pouls revêt deux modalités bien distinctes. Tantôt il présente certains caractères qui le rapprochent de la définition du pouls de Corrigan. Il constitue de la sorte un type aortique rarement parfait, le plus souvent atténué. Il répond alors à l'association d'un rétrécissement mitral léger et d'une large insuffisance aortique. Tantôt le pouls ressemble au type mitral, il traduit dans ce cas la prédominance de la sténose. Les tracés qui accompagnent les observations XXIII, XXV, donnent une idée de la première modalité, ceux des observations XIV, XXIV, XXVII, sont conformes au second type.

Le pouls, dans la double lésion, présente encore un phénomène particulier, nous voulons parler du retard sur le choc de la pointe. Quelques observations XVII, XXI, XXV, XXVI mentionnent l'existence du retard carotidien. Nous allons donc étudier la valeur de ce retard apparent du pouls radial sur le choc de la pointe (VIII, XVII, XXIII).

Le rétrécissement mitral et l'insuffisance aortique associés semblent présenter fréquemment ce phénomène. Les tracés cardiographiques et sphygmographiques qui accompagnent ces observations affirment en effet cette fréquence. Nous ne croyons pas exagérer en disant même que le retard apparent du pouls radial est la règle dans cette lésion mitro-aortique.

Rappelons auparavant que la valeur séméiologique de ce symptôme a été mise en lumière par M. le professeur Teissier, au Congrès de médecine de Montpellier de 1898, et par son élève, Le Dantec, dans sa thèse inaugurale.

« Le rétrécissement mitral, disent ces auteurs, n'a pas le monopole exclusif de ce retard du pouls sur l'impulsion de la pointe. L'insuffisance aortique, accentuant l'expansion présystolique avec l'ondée récurrente qui vient doubler l'ondée auriculaire, aboutira à un résultat identique. »

Il n'est donc pas étonnant que l'on constate aussi souvent ce retard dans le rétrécissement mitral, et l'insuffisance aortique associés. Tantôt l'accident, qui traduit sur les tracés l'impulsion présystolique de la pointe, résulte de l'action simultanée des deux lésions valvulaires (obs. XIII, XXV), tantôt chaque affection augmentant l'expansion diastolique du ventricule gauche d'une façon successive, le tracé présente deux accidents distincts, l'un diastolique, traduisant le retour brusque de l'ondée artérielle dans la cavité ventriculaire, l'autre présystolique, traduisant le choc de la pointe du cœur lors de la systole énergique de l'oreillette (obs. XXIV).

M. le professeur Teissier estime que dans le rétrécissement mitral le déplacement impulsif de la pointe, au moment de la contraction de l'oreillette, résulte de la faiblesse de la contraction ventriculaire et du surcroît d'énergie de la contraction auriculaire.

L'insuffisance aortique, comme nous l'avons dit plus haut, donne naissance à un phénomène identique, grâce à l'ondée sanguine récurrente, issue de l'aorte. Dans la double lésion orificielle, la puissance du courant sanguin, issu de l'oreillette, vient se surajouter à l'énergie de l'ondée artérielle. Aussi, le déplacement impulsif de la pointe est-il plus accentué, ainsi que l'examen des tracés ci-contre permet de le vérifier.

La pression artérielle est le dernier renseignement que puisse fournir l'examen de la circulation périphérique. Très élevée dans l'insuffisance aortique, ainsi que le fait a été démontré par les recherches de MM. Potain et François Franck, elle correspond dans cette affection isolée à 22,25 centimètres (mercure). Dans la sténose mitrale elle est basse, et équivaut à 8,10 centimètres (mercure). La double lésion donne des chiffres intermédiaires. A la première période de son évolution, la pression artérielle mesure de 14 à 18 centimètres (mercure) (VII, VIII, X, XII, XXII, XXIII, XXVI). Mais, dès que la lésion mitrale prédomine, elle baisse et se rapproche des chiffres fournis par la sténose mitrale isolée ( XI, XIII, XXIV).

L'interprétation des tracés cardiographiques et sphygmographiques fournit enfin des renseignements précieux au point de vue du diagnostic de la double lésion. L'affection mitrale et l'affection aortique impriment soit au tracé cardiographique, soit au tracé sphygmographique des caractères spéciaux. De l'examen des nombreux tracés que M. le professeur Teissier a bien voulu mettre à notre disposition, nous avons pu nous rendre compte de leur grande valeur diagnostique. Il suffit d'examiner attentivement ceux qui accompagnent certaines de nos observations pour se convaincre de leur signification

Dans le rétrécissement mitral et l'insuffisance aortique associés, il importe de prendre simultanément le tracé cardiographique et le tracé sphygmographique, car l'examen comparatif des données fournies par l'un et l'autre de ces tracés renseigne parfaitement sur les effets de ces deux lésions.

Dans certains cas, le cardiogramme traduit l'insuffisance aortique, le sphygmogramme caractérise la lésion mitrale (XIV, XXIV, XXVII). La lésion aortique se révèle aux caractères suivants. Il existe tout d'abord une grande amplitude du tracé ; la ligne d'ascension systolique est très étendue, et son sommet, marquant l'impulsion énergique de la pointe, précède notablement le sommet de l'ascension sphygmographique, phénomène du retard apparent précédemment décrit. La diastole cardiaque se caractérise par une chute brusque et au-dessous de la normale de la ligne de descente. Le plateau inférieur qui représente la durée de la diastole est court ; la ligne se relève bientôt, présentant quelques ondulations, et décrit dans son ascension certains accidents traduisant le choc diastolique ou l'impulsion présystolique de la pointe.

En regard de l'inscription de la révolution cardiaque, le sphygmogramme offre une petitesse très marquée. L'expansion diastolique artérielle répondant à la systole cardiaque est parfois à peine esquissée, car l'ondée est faible, réduite par suite de l'apport insuffisant du sang à travers l'orifice auriculo-ventriculaire rétréci. Par la description de ces quelques caractères, nous voulons surtout mettre en relief le contraste frappant qui existe entre l'inscription du cœur répondant au type aortique et l'inscription du pouls répondant au type mitral.

Dans d'autres cas, le cardiogramme traduit une affection mitrale, le sphygmogramme présentant certains caractères du pouls aortique (obs. XXIII, XXV). L'amplitude du tracé du cœur est faible, et la systole peu énergique se trouve précédée d'un accident accentué en rapport avec la distension ventriculaire plus prononcée. Le pouls, par contre, ne présente nullement le caractère mitral. Il a une certaine amplitude, demeure régulier, offre parfois un dicrotisme atténué. L'interprétation de ces tracés, au point de vue de leur valeur comparative, met encore en évidence le contraste qui existe entre le tracé du cœur (type mitral) et le tracé du pouls (type aortique atténué). Nous avons voulu attirer simplement l'attention sur ces quelques particularités qui peuvent permettre de soupçonner une double lésion quand on a l'habitude de cette interprétation.

## OBSERVATION XXII

(Communiquée par M. le professeur Teissier.)

Diagnostic. — *Rhumatisme articulaire aigu (4e poussée). — Insuffisance aortique.— Rythme mitral à la pointe. Grosse hypertrophie du cœur. — Pression artérielle : 14 centimètres (mercure).*

C..., Jean, vingt-trois ans, manœuvre, entré le 31 janvier, sorti le 26 février 1898.

Père alcoolique. Mère atteinte de douleurs articulaires.

A quinze ans, première attaque de rhumatisme articulaire aigu généralisé ; la maladie débuta par des épistaxis très violentes, des maux de tête et dura un an. Depuis lors, palpitations apparaissant avec les efforts et accompagnées d'une sensation d'angoisse précordiale très pénible. A seize ans et demi, nouvelles douleurs qui survinrent régulièrement chaque année, pendant une période de huit ou dix jours.

Le malade fut réformé pour cause de palpitations.

Au mois de décembre 1897, violentes coliques avec douleur thoracique en ceinture, puis douleurs dans l'articulation de la hanche, du genou et de l'épaule. Les douleurs scapulo-humérales disparurent les premières. Ces troubles survinrent à la suite d'une blennorragie contractée au mois de novembre.

*Actuellement:* douleur dans l'articulation du genou et du cou-de-pied; plus de goutte urétrale. Palpitations assez fréquentes.

*Examen du cœur.* — La pointe bat dans le sixième espace intercostal gauche, sur la ligne mamelonnaire. L'impulsion est intense, il n'existe cependant pas de choc en dôme. La pulsation cardiaque semble être double et s'accompagne de frémissement cataire systolique. La pulsation de l'oreillette gauche est visible et palpable dans le quatrième espace intercostal, près du bord gauche du sternum.

La percussion révèle une augmentation de la matité cardiaque.

*Auscultation.* — A la pointe, on perçoit un roulement sourd présystolique, mais pas de souffle d'insuffisance mitrale. A la base, il existe un souffle diastolique assez intense un peu rude, s'entendant le long du bord gauche du sternum. Le premier bruit est légèrement soufflant en ce point, mais ce souffle ne se propage pas du côté de la clavicule.

*Circulation périphérique.* — Danse des artères du cou très marquée. A la fémorale, double souffle de Duroziez très net. Pouls unguéal. Pas de signe de Frédéric Müller. Pouls de Corrigan, 98 pulsations.

*Examen des poumons.* — Dans la fosse sous-épineuse gauche, la respiration est légèrement granuleuse, les vibrations sont un peu diminuées. La respiration est voilée dans le reste du poumon.

Expectoration abondante, crachats muco-purulents.

Foie ne dépassant pas les fausses côtes, douloureux à la percussion.

5 novembre. — La palpation révèle un choc en dôme très net.

## OBSERVATION XXIII

(Communiquée par M. le professeur Teissier.)

Diagnostic. — *Double lésion orificielle : insuffisance aortique avec cœur modérément volumineux et rétrécissement mitral (frémissement diastolique et présys-*

*tolique, retard apparent du pouls radial sur le choc de la pointe. — Syndrome de rétrécissement mitral réel et non fonctionnel. — Variabilité des signes aortiques. — Intermittences cardiaques vraies. — Pouls capillaire. — Légère augmentation de volume du foie. — Albuminurie légère, parfois plus marquée le matin. — Pression artérielle : 19 à 20 centimètres (mercure). — Surface de matité cardiaque : 97 centimètres carrés.*

R..., Benoît, seize ans, cultivateur, entré le 9, sorti le 22 juin 1899.

Céphalées fréquentes, quelques douleurs articulaires sans gonflement des jointures. Troubles cardiaques depuis trois à quatre mois ; douleurs dans la région précordiale, palpitations ; ni dyspnée d'effort, ni vertiges. Céphalées de plus en plus fréquentes. Polyurie depuis deux mois. Quintes de toux le matin depuis quelques jours avec crachats hémoptoïques

A l'entrée : état général assez bon, facies un peu pâle, léger œdème périmalléolaire le soir ; céphalées fréquentes sans vertiges ; globes oculaires douloureux, sans troubles de la vision, pupilles dilatées, mais égales.

Foie dépassant légèrement les fausses côtes, non douloureux.

Aux poumons, sonorité un peu diminuée aux bases en arrière et à la base gauche, gros râles humides fixes. Toux assez fréquente, sans expectoration ; ni dyspnée, ni point de côté.

*Examen du cœur. — Palpation.* — On sent battre violemment la pointe dans le cinquième espace intercostal gauche, en dehors de la ligne mamelonnaire. Le choc cardiaque est large, fort, et donne nettement l'impression du choc en dôme. Il existe en outre un petit frémissement très nettement perceptible.

*Percussion.* — La surface de matité cardiaque est évaluée à 97 centimètres carrés. Pas d'augmentation de la matité aortique.

*Auscultation.* — A la pointe, il existe un souffle systolique en jet de vapeur, prolongé, net, se propageant dans l'aisselle. On constate en outre un souffle diastolique ne se percevant pas à toutes les révolutions cardiaques et au-dessus de la pointe, dans la région méso-cardiaque, il existe un dédoublement constant à précession aortique. A

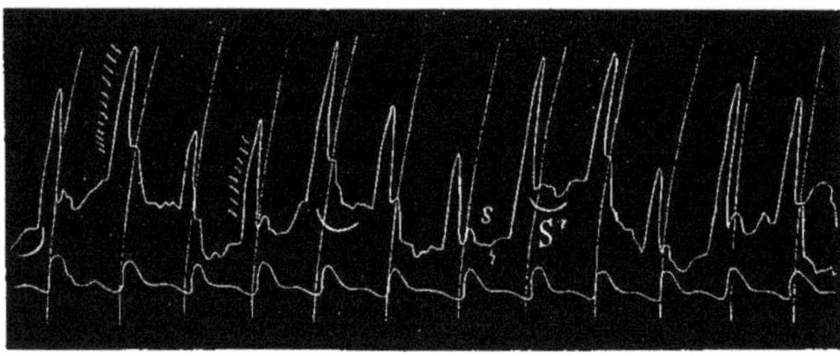


Les tracés sont exactement repérés. Sur le tracé cardiographique (tracé supérieur) l'accident présystolique est accentué, plus grand que l'accident systolique S. La systole est brève, peu énergique, et répond exactement à l'expansion diastolique de l'artère radiale. Léger frémissement diastolique indiqué par les hachures. Le pouls présente une une légère amplitude.

la base, on note un éclat marqué du deuxième bruit pulmonaire et à l'orifice aortique un premier bruit bien frappé et un souffle diastolique net se propageant vers l'appendice xyphoïde.

Battements carotidiens légers. Jugulaires à peine saillantes. Double souffle de Duroziez, ou plutôt double ton.

Le pouls radial est bondissant, fort dépressible, avec quelques intermittences de temps à autre.

Urines : léger disque d'albumine.

10 juin. — On constate l'absence du dédoublement du second bruit. On note une submatité dorsale nette à gauche

de la colonne vertébrale. Le bruit systolique de la pointe est difficilement perceptible. Pouls capillaire très net. Pression artérielle, 11. Quantité d'albumine un peu plus abondante dans les urines.

21 juin. — Traces d'albumine plus nettes dans les urines du matin que dans celles de l'après-midi. Pression artérielle, 19.

## OBSERVATION XXIV

(Communiquée par M. le professeur Teissier.)

Diagnostic. — *Insuffisance aortique et rétrécissement mitral. — Grosse hypertrophie ventriculaire gauche. — Refoulement de l'oreillette droite à droite de la colonne vertébrale, matité paravertébrale droite correspondante* (Radiographie II).

C..., Eugène, trente-neuf ans, mouleur, entre le 6 mai 1900.

Habitudes alcooliques, jamais de rhumatisme articulaire aigu.

Il y a cinq ans, sensations anormales et pénibles dans la région précordiale. Toux et crachements de sang à ce moment. Depuis, fatigue fréquente, palpitations, essoufflement facile. L'an dernier, enflure des jambes ; depuis cette date, œdème léger, vespéral des pieds à la suite de marche prolongée.

*Actuellement:* facies rouge, lèvres cyanosées, teinte cyanique des mains. Pas d'œdème des membres inférieurs, ni d'œdème lombaire. Abdomen souple sans ascite. Foie volumineux et douloureux ; sa matité commence en haut dans le cinquième espace et déborde en bas de trois travers de doigt le rebord costal ; on le sent à la palpation.

*Examen du cœur.* — *Inspection.* — Soulèvement visible de la paroi, battements épigastriques, voussure précordiale. La pointe bat dans le cinquième espace intercostal gauche, à trois travers de doigt au-dessous du mamelon et en dehors de la ligne mamelonnaire.

*Palpation.* — Léger frémissement présystolique et vibration systolique dure.

*Percussion.* — Augmentation verticale et transversale de la matité.

*Auscultation.* — A la pointe, on perçoit un léger roulement diastolique et un souffle systolique qui se propage dans l'aisselle. Dédoublement du deuxième bruit. A l'orifice tricuspidien et dans les troisième et quatrième espaces intercostaux, vers le bord gauche du sternum, on entend un souffle diastolique assez intense. Il existe en outre un léger souffle systolique doux. Rien à l'auscultation dans le le deuxième espace intercostal droit.

Le pouls est régulier, assez fort et ample, 88 pulsations.

Les veines du cou congestionnées présentent du reflux et sont animées d'un double soulèvement présystolique et systolique.

Pas de double souffle crural de Duroziez. Pas de pouls capillaire unguéal.

*Aux poumons.*—En avant, à droite, submatité et exagération des vibrations, obscurité respiratoire, expiration un peu soufflante. Retentissement de la toux et de la voix. A gauche : sonorité conservée, plutôt exagérée. Respiration ample, quelques sibilances. En arrière, pas de modification du son, ni de la respiration. Expectoration muqueuse presque nulle, avec quelques stries purulentes.

Beaucoup d'albumine dans les urines.

14 juin. — L'urine ne contient pas d'albumine.

19 octobre. — Pression artérielle : 10 à 11.

14 décembre. — Traces d'albumine. Pression artérielle basse : 9.

Matité paravertébrale droite. Pas de souffle tricuspidien. Souffle systolique râpeux à la pointe.

3 janvier 1901. — Au creux épigastrique, battements énergiques présystoliques et systoliques, souffle tricuspidien intense se propageant le long du bord droit du sternum, mais non dans les vaisseaux du cou. La pointe n'est pas déplacée ; à son niveau, le souffle est très peu intense et se propage peu vers l'aisselle.

7 janvier. — Pouls veineux. Matité paravertébrale droite. Obscurité respiratoire à la base du poumon droit.

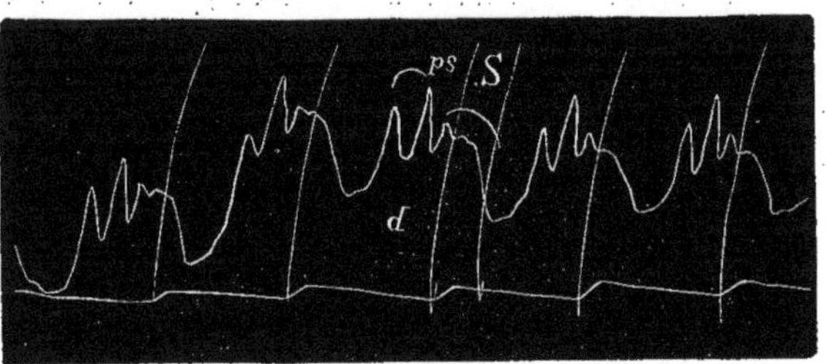


Sur le tracé cardiographique (tracé supérieur) on constate deux accidents dominants : l'un diastolique (*d*), l'autre présystolique (*ps*), le second plus accentué que le premier, la systole S répond exactement à l'expansion diastétique de l'artère radiale comprise entre deux repères. Le pouls petit, régulier, présente le type mitral.

## OBSERVATION XXV

(Communiquée par M. le professeur Teissier.)

Diagnostic : *Insuffisance aortique. Rétrécissement mitral. Syphilis.*

C..., Marguerite, vingt-sept ans, domestique, entrée aux 3es Femmes, le 14 novembre 1893.

Rhumatisme articulaire aigu à vingt ans. A vingt-trois

ans, hématémèses répétées. Aux mois d'août et de septembre derniers, œdème des jambes assez marqué. Depuis six semaines, crises de céphalalgie intenses et vertiges fréquents Palpitations de cœur.

*Etat actuel.* — Amaigrissement, faiblesse empêchant tout travail.

Céphalalgie presque continuelle, redoublant d'intensité le soir et empêchant tout sommeil. Vertiges plus rares, mais intenses et de longue durée. Hyperesthésie généralisée. Troubles digestifs assez marqués.

*Examen du cœur.* — La pointe bat dans le cinquième

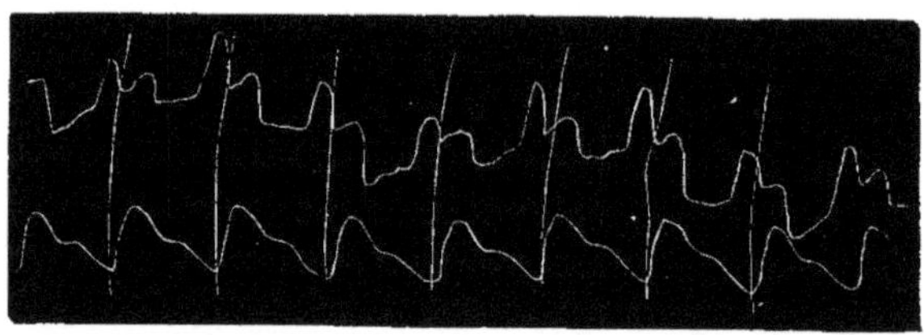

Les tracés sont exactement repérés. Sur le tracé cardiographique (tracé supérieur) l'accident présystolique est tantôt plus grand que l'accident systolique, tantôt égal. Sur le tracé sphygmographique, l'on remarque l'amplitude du pouls radial, et un léger dicrotisme sur la ligne de descente.

espace intercostal gauche. A l'auscultation, on entend un souffle diastolique intense, surtout accentué dans le deuxième espace intercostal, près du bord gauche du sternum. Il se perçoit aussi, mais moins fortement dans le deuxième espace intercostal droit et à l'appendice xiphoïde.

Retard du pouls carotidien. Double souffle dans la fémorale. Pas de pouls de Corrigan. Pas de pouls capillaire.

21 novembre. — A la pointe on trouve aujourd'hui nettement les signes d'un rétrécissement mitral : roulement présystolique et dédoublement du second bruit. Souffle dias-

tolique intense que l'on ne percevait pas un quart d'heure auparavant.

29 novembre. — Le souffle diastolique est très intense ; netteté également du roulement présystolique et du dédoublement du second bruit. Double souffle de Duroziez.

## OBSERVATION XXVI

(Communiquée par M. le professeur Teissier.)

Diagnostic : *Insuffisance aortique, rétrécissement mitral concomitant.*

A..., Madeleine, quarante-cinq ans, couturière, entrée aux 3es Femmes, le 9 janvier et sortie le 25 juillet 1891.

Rhumatisme articulaire aigu à quarante-trois ans. Depuis deux mois et demi, douleurs dans les principales articulations, sauf aux membres inférieurs.

Actuellement : persistance des douleurs ; toux violente, dyspnée vive, palpitations. Œdème malléolaire disparaissant par le repos. Pâleur générale des téguments, refroidissement des extrémités.

Aux poumons, râles sibilants et ronflants dans toute la hauteur du poumon. Pas de matité.

*Examen du cœur.* — La pointe ne paraît pas déviée.

*Auscultation.* — On perçoit à la pointe un souffle diastolique marqué, un léger souffle systolique et un dédoublement du deuxième bruit.

A la base, il existe un souffle diastolique doux, assez intense que l'on retrouve le long du bord droit du sternum et dans le creux sous-claviculaire. Son maximum existe au milieu du sternum, plus près du bord droit, au niveau du quatrième espace intercostal.

Battements et dilatation des veines jugulaires. Pas de

pouls veineux vrai. Pouls petit, légèrement bondissant, régulier (96).

Les urines ne contiennent pas d'albumine.

17 janvier. — Retard du pouls carotidien. On trouve au malade une hypertrophie considérable du cœur et une dilatation de la crosse aortique. Double ton de la fémorale. Pas d'élévation des sous-clavières. Pression artérielle — de 15 à 16.

13 avril. — La matité aortique semble diminuer.

18 mai. — Accès de violente dyspnée pendant la nuit. Douleurs à la région précordiale.

25 mai. — Amélioration par la digitale ; peu de douleur et de pesanteur à l'épigastre. Pression artérielle — 18.

28 mai. — Urines très fortement albumineuses.

15 juin. — Pas d'albumine dans les urines. Pression artérielle — 14.

## OBSERVATION XXVII

(Communiquée par M. le professeur Teissier).

Diagnostic : *Rétrécissement mitral et insuffisance aortique.*

L..., Anne, trente-sept ans, couturière, entrée le 12 avril 1898 aux 4es Femmes, lit n° 8, sortie le 20 du même mois.

*Examen du cœur.* — La pointe bat dans le sixième espace, très en dehors du mamelon. L'impulsion cardiaque est forte, le frémissement présystolique intense. A l'auscultation, on perçoit un roulement diastolique, un souffle présystolique et un souffle systolique. Au niveau du quatrième espace intercostal, près du bord gauche du sternum, on entend un souffle diastolique.

La malade rentre le 27 novembre à l'hôpital. Le cœur offre le même état. Les sigmoïdes aortiques claquent les premières.

4 décembre. — Foie hypertrophié, présentant des battements présystoliques. Au cœur les sigmoïdes pulmonaires tombent après les sigmoïdes aortiques, car la deuxième partie du dédoublement est plus accusée à gauche. Le cœur est très volumineux, sa pointe demeure fixe. La zone de grande matité diminue sensiblement dans les grandes inspirations forcées et continues.

La surface de matité cardiaque mesure 157 centimètres carrés.

13 janvier. — A droite du sternum on perçoit un double bruit : un souffle humé, rude, suivi d'un souffle plus court.

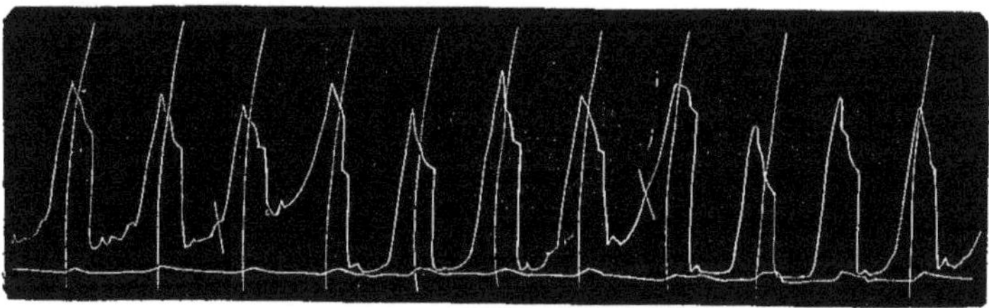

Retard apparent du pouls radial peu marqué Brièveté de la systole ventriculaire, chute brusque de la ligne de descente. Le tracé supérieur présentant le type aortique contraste avec le tracé du pouls radial, type mitral. L'accident présystolique est à peine marqué.

# DIAGNOSTIC

Le diagnostic de la double lésion orificielle « rétrécissement mitral et insuffisance aortique » présente, à n'en pas douter, de réelles difficultés. Le professeur Potain le reconnaît au début d'une de ses cliniques de la Charité. Il rappelle à ce propos l'observation d'un malade qui, à son entrée à l'hôpital, était porteur d'une affection cardiaque impossible à déterminer, au point que ses élèves émirent, à son sujet, des avis absolument dissemblables. Mais, quelques jours après, le repos ramena le calme dans le fonctionnement du cœur ; on put alors percevoir plus distinctement les bruits pathologiques et formuler un diagnostic définitif.

Forget, qui avait aussi une grande expérience clinique, reconnaissait ces mêmes difficultés. « Si la lésion de chacun des orifices est environnée de tant d'obscurités, dit-il, comment nous y reconnaître lorsque tous les deux sont altérés à la fois? »

Et cependant, il importe de faire de bonne heure le diagnostic d'une affection cardiaque, afin d'agir le plus tôt possible, c'est-à-dire, afin de prévenir les accidents redoutables auxquels elle peut donner naissance.

Nous avons suffisamment montré la valeur diagnostique de l'hypertrophie du cœur et des signes périphériques dans la double lésion orificielle; aussi, ne croyons-nous pas utile d'y revenir. Cependant, on ne doit pas se borner à reconnaître simplement l'existence de la lésion mitrale et de la lésion aortique.

Ce qu'il importe, c'est de constater quel est l'orifice dont la lésion prédomine.

L'insuffisance aortique peut prédominer : le ventricule gauche recevant une quantité de sang assez considérable par l'orifice mitral, la colonne sanguine, issue de l'aorte, déterminera la dilatation de sa cavité et l'hypertrophie de ses parois. A l'examen clinique on constatera une grosse hypertrophie cardiaque et les signes périphériques, plus ou moins atténués de la lésion aortique. Le rétrécissement mitral peut prédominer. Dans ce cas, la lésion aortique est beaucoup moins manifeste. Le cœur est encore hypertrophié, mais les signes périphériques de la maladie de Corrigan font défaut.

Nous conclurons donc, avec Forget, en disant que « dans les cas de lésions valvulaires combinées des orifices aortique et mitral, les signes les plus manifestes et les plus importants à constater sont ceux qui relèvent de l'orifice où l'obstacle prédomine ».

Le diagnostic de la double lésion nous oblige à dire quelques mots des erreurs possibles auxquelles les signes d'auscultation peuvent donner lieu, si on n'accorde pas aux autres modes d'exploration clinique l'importance qu'ils méritent.

L'insuffisance aortique accompagnée de ses symptômes caractéristiques, le souffle diastolique de la base, l'hypertrophie cardiaque, les signes périphériques, peu- en outre offrir à l'examen clinique un souffle présystolique de la pointe et même un frémissement vibratoire diastolique. Cet ensemble symptomatique autorise à songer à la coexistence possible d'une insuffisance aortique et d'une sténose mitrale. Et cependant, le diagnostic anatomique ne confirme pas le diagnostic clinique porté.

De pareilles surprises d'autopsie ont été signalées surtout en Angleterre. Leur fréquence mérite d'être mentionnée. Le professeur Potain a rassemblé, dans une clinique sur les associations cardiaques, tous les cas publiés dans les diverses *Revues médicales* et signalés d'abord par Flint, puis par Charlewood, Turner, Byrom Bramwell, Guiteras, Gairdner, Maguire, Lees et Sansom.

Les pathologistes ont interprété de plusieurs façons la production de ce souffle présystolique de la pointe. La théorie de Sansom, généralement admise, prétend que le courant rétrograde, issu de l'orifice aortique insuffisant, produit un refoulement de la grande valve de la mitrale vers l'orifice auriculo-ventriculaire. Mais, en même temps, une colonne sanguine pénètre de l'oreillette gauche dans le ventricule correspondant.

La grande valve se trouve donc interposée entre deux courants, de même sens, parallèles, de vitesse et d'intensité différentes. La valve mitro-aortique entre alors en vibration, déterminant ainsi un souffle diastolique ou présystolique et même parfois un frémissement vibratoire.

Quels sont donc les signes cliniques permettant

d'affirmer que l'on a affaire à une insuffisance aortique déterminant simultanément un rétrécissement mitral relatif et non à une double lésion orificielle « rétrécissement mitral vrai et insuffisance aortique associés » ?

Dans le cas de rétrécissement mitral relatif, on n'observe pas de déviation de la pointe vers la ligne axillaire, ni de matité parasternale droite. C'est surtout l'état de l'oreillette gauche qui fournira les données utiles pour le diagnostic. La percussion paravertébrale gauche est, en effet, négative au niveau de la zone de projection auriculaire, de Potain-Barié. En Italie, Grocco, Bonardi et Silvestrini accordent aussi beaucoup de valeur à l'augmentation de volume de l'oreillette gauche pour différencier, dans certains cas d'insuffisance aortique la sténose mitrale vraie du rétrécissement relatif. Enfin, dans ce dernier cas, les signes périphériques sont généralement au complet, tandis que la sténose vraie les atténue et même les fait disparaître.

Lespérance, dans sa thèse inaugurale, a donné une autre interprétation de ce souffle présystolique de la pointe coexistant parfois avec les signes d'auscultation d'une insuffisance aortique.

La lésion aortique, dilatant et hypertrophiant le ventricule gauche, modifie les rapports des poumons et du cœur. Situé en arrière, ce ventricule se développe au détriment du poumon gauche qu'il refoule devant lui. L'épaisse lame pulmonaire antérieure est dès lors favorable à l'apparition d'un bruit extra-cardiaque expiratoire, d'après le mécanisme si bien mis en lumière par le professeur Potain.

Etant donnés les signes d'une insuffisance aortique et la présence de ce bruit surajouté, on peut croire à la coexistence d'une sténose mitrale, car ce bruit siège parfois exactement à la pointe et y demeure fixe.

Si un frémissement diastolique, créé par l'insuffisance aortique l'accompagne, l'erreur de diagnostic n'en est que plus facile.

L'auscultation minutieuse permettra de l'éviter. Elle révèlera, en effet, les qualités ordinaires des souffles extra-cardiaques. Le souffle de Lespérance sera donc reconnu à son rythme, à son timbre doux, à son absence de propagation, à son extrême variabilité, suivant les jours et suivant les positions du malade. Il suffira de mettre en parallèle ces caractères et ceux du rythme mitral que nous avons définis pour affirmer l'existence d'un souffle extra-cardiaque de la pointe. On confirmera cette hypothèse en constatant l'absence de la matité paravertébrale gauche et même de la matité parasternale droite. Le dédoublement du second bruit fait, du reste, toujours défaut. Quant au pouls, il conserve les caractères du type aortique de Corrigan.

# PRONOSTIC

Une étude séméiologique impliquant quelques considérations au point de vue du pronostic de l'affection à laquelle elle se rapporte, nous croyons utile de dire en terminant quelques mots de l'évolution de la double lésion orificielle « rétrécissement mitral et insuffisance aortique ».

Auparavant, rappelons brièvement la marche de chacune de ces deux affections à l'état isolé.

La sténose mitrale entrave tout d'abord la petite circulation et provoque ainsi des phénomènes de congestion au niveau des poumons. Puis la tension sanguine s'élève dans les cavités droites qui se dilatent. Les effets de la lésion cardiaque ne s'arrêtent point là : le foie s'hypertrophie, les reins se congestionnent, l'œdème des membres inférieurs fait son apparition, telles sont les manifestatations classiques de la phase d'asystolie.

L'insuffisance aortique expose à la mort subite. Si le malade échappe à cette terminaison soudaine, le cœur se laisse distendre, l'orifice mitral devient insuffisant et l'asystolie apparaît encore, plus tardive, cependant que dans les lésions mitrales, et caractérisée par le même cortège de congestions viscérales.

Que résulte-t-il donc de l'association de ces deux affections au point de vue de leur évolution commune ?

MM. Maurice Raynaud, Potain et Rendu sont d'avis que ces deux lésions arrivent à se compenser partiellement. M. Potain, dans sa clinique sur les associations cardiaques, considère les deux cas suivants :

1° La lésion est à prédominance aortique, le malade tire quelque avantage de la coexistence du rétrécissement mitral, parce que les symptômes de l'insuffisance aortique sont légèrement atténués.

2° La lésion est à prédominance mitrale, l'insuffisance aortique entrave peut-être la compensation de la sténose mitrale.

Cohen-Solal prétend que le pronostic de la double lésion est, en général, considéré comme relativement bénin ; la combinaison des deux affections n'ajoutant rien à la gravité de chaque lésion en particulier. Cependant certains auteurs croient que la situation du patient se trouve plutôt aggravée. Il est difficile de donner une solution exacte de ce problème ; cependant, nous basant sur les observations accompagnées du relevé d'autopsie, nous croyons devoir nous rattacher à l'opinion de Cohen-Solal : *le malade meurt presque toujours par sa lésion mitrale.* Peut-être est-ce à cause de la compensation relative des deux lésions associées que nous n'avons pu réunir un plus grand nombre d'observations avec autopsie.

# CONCLUSIONS

I. — Le rétrécissement mitral pur détermine des modifications dans l'état du cœur :

*a)* En amont de l'obstacle, l'élévation de la pression sanguine crée toujours l'hypertrophie de l'oreillette gauche, et d'une façon inconstante mais toujours tardive, l'hypertrophie du ventricule droit.

*b)* En aval de l'obstacle, l'abaissement de la pression sanguine détermine parfois la rétraction du ventricule gauche ; le plus souvent celui-ci demeure à peu près normal.

Les modifications apportées par la sténose mitrale à l'état du cœur ne font pas varier sensiblement son volume : il n'y a pas d'hypertrophie cardiaque à proprement parler.

II. — Lorsque l'hypertrophie du cœur existe dans le rétrécissement mitral pur, elle relève exclusivement des modifications survenues dans l'état du ventricule gauche : sa dilatation et son hypertrophie viennent alors s'adjoindre à l'hypertrophie de l'oreillette gauche et du ventricule droit.

III. — En règle générale, *l'hypertrophie du cœur dans le rétrécissement mitral pur traduit la coexis-*

*tence d'une insuffisance aortique par lésion endocarditique.*

La raison de l'association de ces deux affectinso valvulaires réside dans une même étiologie, « le rhumatisme et plus rarement l'athérome », et dans l'anatomie de la région mitroaortique.

IV. — L'hypertrophie du cœur constatée dans l'association du rétrécissement mitral et de l'insuffisance aortique présente les symptômes suivants :

1° Voussure précordiale, ébranlement de la paroi thoracique, abaissement de la pointe avec déviation en dehors de la ligne mamelonnaire ;

2° Energie des battements cardiaques, impulsion présystolique de la pointe, choc en dôme diastolique ;

3° Augmentation verticale et transversale de la matité cardiaque, matité parasternale droite en avant ; en arrière : matité paravertébrale droite et gauche ;

4° A la radioscopie et à la radiographie, une grosse hypertrophie du cœur analogue à celle de l'insuffisance aortique et débordant notablementen arrière et à droite de la colonne vertébrale.

V. Le diagnostic de la double lésion orificielle « rétrécissement mitral et insuffisance aortique », basé sur les signes fournis par l'auscultation présente des difficultés évidentes.

En effet, on méconnaît souvent en clinique le souffle diastolique de l'insuffisance aortique que l'on considère comme un bruit de propagation du souffle diastolique de la pointe.

Au point de vue du diagnostic différentiel de ces

bruits, il faut constamment se rappeler les caractères suivants :

1° Le souffle diastolique de l'insuffisance aortique n'a pas un foyer d'auscultation fixe. On le perçoit aussi bien, peut-être même plus souvent le long du bord gauche du sternum, que sur le bord droit de cet os. Ce souffle n'est pas d'une seule tenue, mais aspiratif, en jet de vapeur, et va en s'affaiblissant.

2° Le souffle diastolique du rétrécissement mitral se perçoit toujours un peu au-dessus et en dedans de la pointe. Il est sourd, grave, augmente d'intensité et se renforce lors de la systole auriculaire.

III. — L'examen de la circulation périphérique fournit aussi des données utiles :

1° Les signes périphériques de l'insuffisance aortique coexistante sont au complet ou amendés, si le rétrécissement mitral est léger ; absents, s'il est accentué ;

2° Le pouls offre deux types à considérer : le type mitral et le type aortique atténué suivant le degré du rétrécissement de l'orifice auriculo-ventriculaire ;

3° Le retard apparent du pouls radial sur l'impulsion cardiaque appréciée à la pointe est la règle ;

4° La pression artérielle est un peu plus élevée que dans les affections mitrales isolées, moins forte que dans l'insuffisance aortique et varie entre 13 et 16 centimètres environ (mercure) ;

5° L'interprétation des tracés cardiographiques et sphygmographiques fournit des renseignements importants pour le diagnostic.

VII. — Le diagnostic du rétrécissement mitral et de

l'insuffisance aortique associés est difficile. Il importe de préciser les caractères des signes fournis par l'auscultation et de déterminer par les divers moyens d'exploration clinique l'état du cœur gauche et l'état du cœur droit.

VIII. — D'une façon générale, la coexistence de la double lésion mitrale et aortique n'aggrave guère le pronóstic : il se peut même faire qu'un léger degré de rétrécissement mitral atténue partiellement les inconvénients de l'insuffisance aortique, ou qu'inversement une insuffisance aortique légère, entraînant une hypertrophie modérée du ventricule gauche, compense les inconvénients relevant de l'abaissement de la pression périphérique dépendant du rétrécissement mitral. La sténose mitrale accentuée contribue à aggraver la situation du patient ; sa coexistence avec une large insuffisance aortique ne le met pas non plus à l'abri des complications et des dangers qui sont inhérents à cette dernière affection valvulaire.

---

# BIBLIOGRAPHIE


Acland, Clinical lecture on mitral stenosis (The Lancet, 1889).

Aran, Sur les signes et le diagnostic de l'insuffisance des valvules aortiques (Arch. gén. de méd., 1842).

Bard, De la palpation du cœur (Lyon méd., t. II, 1896).

Barié, Traité pratique des maladies du cœur et de l'aorte.

Basch, Pression sanguine dans les maladies du cœur (Vienne, 1886).

Baumbrach, Uber das Verhalten der linken Ventrikels bei der Mitral-Stenose (Arch. für klin. Med., 1891, Bd. 48).

Bernheim, Leçons de clinique médicale, 1877.

Blind, Rétrécissement mitral des artério-scléreux (th., Paris, 1894).

Bonardi, La clinica medica italiana, 1899, n° 3.

Briquet, Etat du cœur gauche dans les lésions mitrales (th., Paris, 1890).

Broadbent, Mitral stenosis (The amer. journal of the med. sc., 1886).

Bucquoy, Leçons cliniques sur les maladies du cœur.

Cailleux, De la longue durée du rétrécissement mitral pur (th., Paris, 1898).

Chambers, Decennium pathologicum (British and foreing med.-chir. Review, oct. 1853).

Cohen-Solal, Insuffisance aortique et rétrécissement mitral combinés (th., Lyon, 1898).

Converse, Du roulement présystolique dans l'insuffisance aortique (th., Paris, 1898).

Cordonnier, De la situation de l'oreillette gauche révélée par la percussion dorsale, application au diagnostic du rétrécissement mitral (th., Lyon, 1898).

Davaine, Insuffisance aortique, insuffisance et rétrécissement mitral (Gaz. méd. de Paris, 1875).

Du Castel, Recherches sur l'hypertrophie et la dilatation des ventricules du cœur (Arch. de méd., 1880, t. I).

Dunbar, Ueber das Verhalten der linken Ventrikels bei den Fehlern der Mitralklappe (Arch. für klin. Med., 1892).

Duroziez, Traité clinique des maladies du cœur.

— Insuffisance aortique et rétrécissement mitral combinés (Union médicale, 1883-1889).

Flint, Mitral direct and regurgitant murmurs (New-York med. Record, 1867-68).

Friedreich, Traité des maladies du cœur, 1873. Trad. Lorber et Doyon.

Forget, Traité théorique et pratique des maladies du cœur, des vaisseaux et du sang.

— Etudes cliniques sur les maladies du cœur.

Gabbi, Il ventricolo sinistro nel doppio vizio mitrale con grande prevalenza della stenosi (Lo Sperimentale, août 1887).

Gerard, L'oreillette gauche dans le rétrécissement mitral (th., Paris, 1894).

Gerhardt, Lésions mitrales et leur compensation (Arch. f. exp. Path. u. pharm. XLV, 3-4).

Germe, Recherche sur les lois de la circulation pulmonaire.

Gibbes, The action of the heart in mitral stenosis (Ed. med. J., 1900, VIII).

Grasset, Cardiopathie mitrale et hypertrophie cardiaque.

Jaccoud, Traité de pathologie interne.

Julia, Des insuffisances aortiques (th., Paris, 1897).

Klippel, Leçons de Clinique médicale, 1895-98. Bulletin de la Société anatomique de 1887.

Laveran et Teissier, Nouveaux éléments de pathologie médicale.

Lenhart, Uber das Verhalten der linken Herzkammer bei der Mitralstenose (Verhandl. der 9 Congresses für innere

Medicin., 1890. Münchener Med. Wochenschrift, 1890, n° 22).

Le Dantec, Du retard du pouls sur le choc de la pointe du cœur dans les sténoses mitrales (th., Lyon, 1898).

Lespérance, Contribution à l'étude du souffle présystolique inorganique de l'insuffisance aortique (th., Paris, 1892).

Lischnewsky, Contribution à l'étude des rapports de l'oreillette droite avec la paroi thoracique postérieure (th., Lyon, 1901).

Lorain, Etudes de médecine clinique.

Machado, De la valeur séméiologique de la percussion de l'oreillette gauche (th., Paris, 1897).

Magé, Rétrécissement mitral pur (th., Paris, 1888).

Marien, Rétrécissement mitral pur (th., Paris, 1881).

Marqueyrol, Souffle de l'insuffisance aortique (th., Lyon, 1890).

Mayet, Traité de diagnostic médical et de séméiologie.

Merklen, Maladies du cœur in Traité de médecine et de thérapeuque de Brouardel-Gilbert.

Ostreich, Das Verhalten der linken Herzkammer bei den Erkrankungen der Valvula mitralis (Arch. für path. An. und. Ph., und für klin. Med., 1898).

Peter, Traité clinique et pratique des maladies du cœur et de la crosse de l'aorte.

Paul Constantin, Diagnostic et traitement des maladies du cœur.

Petit, Maladies du cœur in Traité de médecine de Charcot Bouchard.

Potain et Rendu, Affections des valvules du cœur (Dictionnaire des sc. med.).

Potain, Clinique médicale de la Charité.

— Leçon sur le rétrécissement mitral (Sem. med., 1892)

— Associations cardiaques (Gaz des hôp., 1893).

Raynaud, Article Cœur in Dictionnaire Jaccoud.

Rendu, Société médicale des hôpitaux, 1898.

Rit, Du syndrome mitro-aortique chez les athéromateux (th., Lyon, 1901).

Roque, Du retard carotidien sur l'insuffisance aortique (th., Lyon, 1886).

Rummo, Affections valvulaires cardiaques combinées et multiples (Rif. med., 1898).

Sahli, Lehrbuch der klinischen Untersuchungs-methoden

Sanways, Le rôle de l'oreillette gauche, notamment dans le rétrécissement mitral (th., Paris, 1896).

Sieurac, Contribution à l'étude de la néphrite secondaire aux affections cardiaques (th., Paris, 1885).

Silvestrini, Studii recenti sulla stenosi mitralica (Riv. crit di clin. med., I, 1901).

Specker, Ventricule gauche et rétrécissement mitral pur (Rev. med. de l'Est, 1894).

Tanton, Du diagnostic des insuffisances aortiques sans souffles et des pseudo-insuffisances par le choc en dôme (th., Lyon, 1898).

J. Teissier, Souffle diastolique de la pointe dans l'insuffisance aortique (Soc. méd. de Lyon, 1887).

— Cours magistral de la Faculté, 1894. Maladies de cœur.

— Retard apparent du pouls radial sur l'impulsion cardiaque dans le rétrécissement mitral (Congrès de méd. de Montpellier, 1898, compte rendu).

— Bulletin de la Société méd. des hôp. de Paris, 1901.

— Cours magistral à la Faculté, 1901. Rhumatisme articulaire aigu.

— Séméiologie de la pression artérielle.

Tourtelot, Coïncidence des lésions mitrales et aortiques (th., Paris, 1875).

Tripier, Du retard de la pulsation carotidienne sur la systole cardiaque dans l'insuffisance aortique (Rev. mens. de méd. et de ch., 1877).

Tripier et Devic, Séméiologie du cœur in Traité de path. gén. de Bouchard.

Troïtski, De l'hypertrophie du cœur dans l'insuffisance aortique (Bolnitsch. Gaz. Botkina. S.-Pét., 1900).

Vasquez, De l'hypertrophie du ventricule gauche (t., Paris, 1863).

Weber, Contribution à l'étude anatomo-pathologique de l'artério-sclérose du cœur (th., Paris, 1887).

Weber et Deguy, La région mitro-aortique (Arch. méd. exp., 1897).

Weill, Maladies du cœur in Traité de Grancher.

Worms, Ueber das diastolische Gërausch bei Aorteninsufficienz (Berlin, 1879).

# TABLE DES MATIÈRES



Lyon. — Imp. A. REY, 4, rue Gentil. — 28504

www.ingramcontent.com/pod-product-compliance
Ingram Content Group UK Ltd.
Pitfield, Milton Keynes, MK11 3LW, UK
UKHW012037240726
13965UKWH00003B/853

9 782012 961982